上海蔡氏妇科
历代家藏医著集成

总主编　蔡小荪

副总主编　张婷婷　金毓莉　黄素英

U0038947

种橘山房医论
蔡炳枕泉氏　辑　毕丽娟　校注

临证秘传——砚香识要
蔡兆芝　著　王春艳　校注

素灵纂要
蔡兆芝　选　金毓莉　校注

江湾蔡氏妇科述要
蔡兆芝　著　苏丽娜　校注

上海科学技术出版社

内 容 提 要

　　蔡氏妇科源远流长，是沪上知名的妇科流派，目前已传承至九代，在诊疗痛经、崩漏、月经不调、产后病、子宫内膜异位症、习惯性流产、不孕症等方面颇具临床特色。在历史长河中，蔡氏妇科历代传人均有不少医学著作留存于世，这些著作或为经典解说，或为临床验案，或为用药心得，全面反映了蔡氏妇科200多年来的学术沉淀与临床精华。本分册收录了《种橘山房医论》《临证秘传——砚香识要》《素灵纂要》《江湾蔡氏妇科述要》四书。

　　本书可供中医临床医师、中医院校师生，以及中医爱好者参考阅读。

图书在版编目（CIP）数据

　　种橘山房医论　临证秘传：砚香识要　素灵纂要
江湾蔡氏妇科述要 / 蔡小荪总主编. —上海：上海科
学技术出版社，2019.6
　　（上海蔡氏妇科历代家藏医著集成）
　　ISBN 978-7-5478-4433-5

　　Ⅰ.①种…　Ⅱ.①蔡…　Ⅲ.①中医妇科学　Ⅳ.
①R271.1

　　中国版本图书馆CIP数据核字（2019）第081221号

种橘山房医论　临证秘传——砚香识要　素灵纂要　江湾蔡氏妇科述要

　总主编　蔡小荪

上海世纪出版（集团）有限公司
上海科学技术出版社　出版、发行
（上海钦州南路71号　邮政编码200235　www.sstp.cn）
上海雅昌艺术印刷有限公司印刷
开本 787×1092　1/16　印张 15.25
字数 70千字
2019年6月第1版　2019年6月第1次印刷
ISBN 978-7-5478-4433-5 / R·1840
定价：128.00元

特别鸣谢

编写顾问

蔡　蓉　蔡伟民　蔡志民　姚之希　金长勤

编委会名单

总主编

蔡小荪

副总主编

张婷婷　金毓莉　黄素英

编　委

（按姓氏笔画排序）

王春艳　王海丽　王隆卉　付金荣　毕丽娟　刘邓浩

苏丽娜　沈　丽　张　利　陈　晖　陈　琼　陈旦平

杭远远　周　琦　周翠珍　莫惠玉　翁雪松　谭　丽

前言

上海江湾蔡氏妇科肇始于清代乾隆年间，迄今已传九代，历有 200 余年。

始祖蔡杏农，乾隆年间开始行医，精研岐黄，勤习理法方药，内妇各症，每获良效。

二世蔡半耕，杏农子，对于历代名家的医著及民间验方，广为吸取。无论时病伤寒、经带痘疹、内外妇儿均有建树，尤擅妇科。

三世蔡炳（枕泉），于妇科方面的四诊辨治、经验药方较具特色，著有《种橘山房医论》。

四世蔡兆芝（1826—1898），号砚香，清同治二年（1863 年）癸亥科贡生，封中宪大夫，花翎同知衔。他继承父业，精于妇科，文才医理，造诣精深。他曾经治愈宝山县令之疾，当时署令陈玉斌赠予"功同良相"匾额。著有《江湾蔡氏妇科述要》《女科秘笈》《验方秘录》《临证秘传——砚香识要》《素灵纂要》。

五世蔡小香（1863—1912），名钟骏，字轶侯，清光绪甲申黄科廪生，幼承庭训，克循医理，深研岐黄之术，造诣精湛，又得祖传流派要旨。后来蔡氏迁于上海老闸桥堍，江湾女科之名益盛。其设诊所于上海老闸万福楼后和街，门庭若市，妇孺皆知，名闻大江南北，于贫病者则送诊给药，颂者不绝。蔡小香热心教育和医学事业的发展。在江湾当地斥资兴办"蔡氏学堂""兢业师范学堂"，慷慨捐资南洋、新公学等学堂的办学，不仅捐资帮助精武体操学校的创办，并担任副会长，还创办了上海第一个医学讲习所——上海中医专科训练班以及蔡氏医学堂等培养中医人才。他邀集医界名流组织医务总会（后更名为中国医学会），担任会长，支持创办了近代中国第一份医学期刊《医学报》以及《上海医学杂志》，斥资创办了中国第一所中医医院并担任院长……短短 50 年生涯，其大量的创举被载入史册。蔡小香集各家之长，补土取法李东垣，滋阴崇尚朱丹溪，善权衡病情轻重，急病求速效，久病标本兼治。用药各有宜忌，不轻用峻厉之品，每方用药不过十味，世有"蔡一帖，九加一"之称。他于妇女经、带、胎、产病以调理为主，养血为先，切合妇女病理，治效特显，日诊百人以上，为当时上海四大名医之一。著有《通治验方》《临证随录》《蔡小香医案》。

六世蔡香荪（1888—1943），名章，字耀璋。曾肄业于第一届同济德文医学堂（现同济大学），秉承祖业，学贯中西，蜚声沪上，一生行善，口碑载道。他济困扶贫，送医给药，捐资筹款创办了江湾暑天医院和江湾时疫医院。他在 1932 年"一·二八"和 1937 年"八一三"两次淞沪抗战中，筹办难民所，组织救护队，并捐资营建了十九路军抗日阵亡将士忠烈墓（遗址在今场中路水电路，忠烈墓的墓碑铜牌今收藏于中国共产党第一次全国代表大会会址纪念馆，为国家一级文物），其率领的红十字队救护伤员数为沪上最多。蔡香荪担任了许多社会兼职，如江湾崇善堂董事、江湾救火会（现江湾消防中队，由蔡香荪创办，为国内现存最早由中国人创办的消防队）会长、江湾保卫团董事长、上海国医公会委员、中国医学院副院长等，曾数次历险营救中共地下党员，其一生，堪称"爱国爱民"的中医妇科名家。

七世蔡小荪（1923—2018），字一仁，号兰苑，小香公之孙。蔡小荪秉性敦厚，仁心仁术，父传师授，家学渊源。于妇科经病，主张以调为主，养血为先，理气为要。闭则不尚攻伐，崩则不专止涩。具体用药，对崩漏强调"求因为主，止血为辅"。痛经亦然，"求因为主，止痛为辅"。某些医著，被引誉为至理名言。他更借鉴现代医学各种检验，以助诊断。力主辨证必须辨病，结合四诊，益显疗效。处方用药，以精、简、廉、验为特色。主编《经病手册》《中国中医秘方大全》《中华名中医治病囊秘·蔡小荪卷》等，著有《蔡小荪验案集存》。

蔡氏妇科学术造诣、医德医风，久为社会及同道推崇，历七世而不衰。尤以数代积善，实非一般空言浮夸辈所可比拟。蔡氏妇科审证求因主张动态变化，脏腑辨证首重肝脾肾，调理冲任以理气为先，这些治学思想代代相传。至蔡小荪更是发古通今，衷中参西，创立妇科病审时论治学说与周期论治疗法。

蔡氏妇科虽已传至九代，历代传人亦有一些医著，然大多毁于战火。故至今除了蔡小荪本人及其弟子所撰写的蔡氏妇科医案或者临证经验，原汁原味的蔡氏妇科历代传人的医著尚未面世，究其原因可能是所存医著基本为手稿，大多是孤本，无抄本或刻本传世，众人甚至连蔡小荪本人均认为已湮没于战火，未有专人进行整理挖掘。

本套丛书为蔡小荪先生家藏，内容囊括蔡氏妇科学术思想（《种橘山房医论》《江湾蔡氏妇科述要》《临诊秘传——砚香识要》）、蔡氏医案及临诊经验（《蔡小香医案》《临证随录》《通治验方》《蔡小荪验案集存》）、蔡氏妇科用药特色（《蔡氏妇科丸散露酒膏丹辑录》《药性备查目录》）等方面，均为手抄本，将其进行影印、整理、点校，对蔡氏妇科流派医著的保护与传承，从本源上更好地理解蔡氏妇科家传的妇科学术思想的发展、临证经验以及用药用方等均有较大的作用。

具体收录书目内容如下。

《种橘山房医论》：由三世传人蔡枕泉所写，原以为已毁于战火，未曾想有手抄本传世。该书围绕妇科理论展开论述，分为女科调经、女科经闭、带下、小产、临产、产后六部分，每部分先论述相关医理，后附各个病种的相关方剂，并有剂量。蔡枕泉认为：经行于"血气用事，冲任流畅"，闭经"不过血滞血枯而已"，带下在邪湿热、在脏肝脾，小产预防在先，临产随机应变，产后百脉空虚，养护"九禁"、诊治"三冲三急三审"。该书对蔡氏女科起到学术引领的作用。

《临证秘传——砚香识要》：为蔡兆芝 73 岁时所著，当时正值其病后，略述而成，以冀绵延后世。分为望闻问切总论、望诊篇、闻诊篇、问诊篇、脉诊篇五篇，其总结了四诊的重要性、诊断的思路及方法，颇具临床价值。

《素灵纂要》：为蔡兆芝所著，该书对《素问》与《灵枢》中的条文进行摘抄，并阐述蔡氏对其的临床体会与理解，分为脏象、经络、病机、脉要、诊候、运气、审治诸篇。该书对深入理解《黄帝内经》的临床应用有较高的参考价值。

《江湾蔡氏妇科述要》：为蔡兆芝避难之时录以为鉴，目前仅蔡小荪抄本存世，原著已毁于战火。分为气血论、调经、月水不通、淋证、种子、保胎、小产、临产、产后、乳病、妇人诸病补余十一篇论述，分别阐述了妇女的经、带、胎、产的症状、病因病机与治法方药。

《蔡小香医案》：蔡小香著。该书收录了蔡小香的内科医案，以温病为主，从中可管窥蔡氏家族的学术传承。尤其值得一提的是，该医案完整体现了蔡小香每方用药不过十味的特点，"蔡一帖，九加一"在其中也得到了完整的体现。每个病案均有剂量，有较高的临床参考价值。

《临证随录》：蔡小香著。收录了蔡小香的 6 则医案，病种包括妊娠病、胃脘痛、淋证、虚损、不寐等诸多病证。

《蔡氏妇科丸散露酒膏丹辑录》：该书撰著者不详。前半部分收录了 212 首方剂，包含丸、散、膏、丹等多种剂型，为楷体书写；后半部分为行书，收录了当时之验方时方，后半部分落款"蔡小香敬刊"，从行书笔迹来看，与《蔡小香医案》笔迹一致，推测后半部分为蔡小香先生所录。该书据蔡小荪回忆为蔡氏妇科药房家传的药品制作与使用规范手册。书中收录了蔡氏妇科常用的六味地黄丸、女科八珍丸、桂附八味丸等，并阐述每味药物的适应证，使用范围与禁忌等事宜。

《药性备查目录》：该书收录了蔡氏妇科常用女科药物的用药经验，分为气部、血部、阳部、阴部、温暖部、泻火清热部、表部、痰部、风部、湿部、肺部、肝肾部、重镇安神部、涩敛部、峻下部、行水部、润肠利溲部、明目部、风湿部、软坚部、开窍部、杀虫部、导滞部、外科部、吐部、杂部共 26 个部分。分类与现今中药学有所不同，颇有女科临床特色。

《通治验方》：蔡小香著。收录了蔡小香的 37 则医案，病种涉及产后病、月经病、鼓胀、咳嗽、眩晕、头痛等诸多病种。反映了蔡小香用药经验与特色。

《蔡小荪验案集存》：该书收录了蔡小荪 1978 年自己撰写的妇科医案，包括痛经、子宫内膜异位症、月经过多、崩漏、虫积经阻、经来头痛、不孕、闭经、产后病、更年期综合征等妇科病症，病种齐全，用药充分体现了蔡氏妇科的家传特色与经验。同时配有作者按语，对诊疗的经过进行点评。

《蔡氏抄钱祝恩医案》：钱祝恩著，蔡氏抄。该书分上、下两册，由蔡氏抄于 1913 年，从钱祝恩以及蔡氏传人的生卒年推测，可能由蔡香荪所抄。钱祝恩，常州钱氏中医儿科第九代传人。钱氏中医儿科自明末钱祥甫始，传承延续十二代，已有 300 多年的历史。该书原由薛逸山自钱祝恩弟子许惟尊处抄录于 1911 年，后由蔡氏转抄而成，书中医案偏重妇科、儿科，前后有初复诊相对应，由此可见该医案具有较高的临床实用性。

本套丛书有以下特点：一是均为手抄本，目前未见其他抄本传世，有一定的版本价值。二是丛书内容偏重临床，基本为蔡氏妇科传人本人所著，具有较高的临床实用价值。三是手抄本铁划银钩、行云流水般书法富有艺术欣赏价值，将其影印不仅起到文献保存的目的，对中医药文化的传播与传承亦起到积极的推动作用。

上海蔡氏妇科流派是上海重要中医流派之一，设立了蔡小荪名中医经验传承工作室，2012 年初进入上海市中医药事业发展三年行动计划"海派中医流派传承工程建设项目"，成立"海派中医蔡氏妇科流派传承研究基地"；2012 年底获得"全国中医学术流派海派蔡氏妇科流派传承工作室"建设项目；2019 年 4 月入选国家中医药管理局全国中医学术流派传承工作室第二轮建设项目。这些项目对蔡氏妇科传承发展起到了推波助澜的作用。

本套丛书将蔡氏妇科历代家藏医著进行整理点校，将进一步完善蔡氏妇科理论体系，丰富蔡氏妇科诊疗方案及用药特色，对中医妇科流派的传承发展、名老中医经验的继承、非物质文化遗产的保护做出不可估量的贡献。

本套丛书成稿仓促，如有不足之处，恳请各位读者见谅，并给予批评指正。

编　者

2019 年 1 月

校注说明

《种橘山房医论》：蔡枕泉著，原书已毁于战火，此书为蔡小荪抄本，蔡小荪曾抄录过 2 次，一次为毛笔小楷，一次为圆珠笔信笺抄录。毛笔小楷本仅 14 面，未抄全，圆珠笔为全本。该书点校以圆珠笔本为底本。该书围绕妇科理论展开论述，分为女科调经、女科经闭、带下、小产、临产、产后六部分，每部分先论述相关医理，后附各个病种的相关方剂，并有剂量。蔡枕泉认为：经行于"血气用事，冲任流畅"，闭经"不过血滞血枯而已"，带下在邪湿热、在脏肝脾，小产预防在先，临产随机应变，产后百脉空虚，养护"九禁"、诊治"三冲三急三审"。该书对蔡氏女科起到学术引领的作用。

《临证秘传——砚香识要》：为蔡兆芝 73 岁时所著，当时正值其病后，略述而成，以冀绵延后世。分为望闻问切总论、望诊篇、闻诊篇、问诊篇、脉诊篇五篇，其总结了四诊的重要性、诊断的思路及方法，颇具临床价值。

《素灵纂要》：蔡兆芝著，该书对《素问》与《灵枢》中的条文进行摘抄，并阐述蔡氏对其的临床体会与理解，分为脏象、经络、病机、脉要、诊候、运气、审治诸篇。该书对深入理解《黄帝内经》的临床应用有较高的参考价值。

《江湾蔡氏妇科述要》为蔡兆芝避难之时录以为鉴，目前仅抄本存世，原著已毁于战火。分为气血论、调经、月水不通、淋证、种子、保胎、小产、临产、产后、乳病、妇人诸病补余十一篇论述，分别阐述了妇女的经、带、胎、产的症状、病因病机与治法方药。

本次整理内容主要有以下几个方面。

（1）原书为繁体竖版，根据出版要求，对原书进行重新句读，并改为规范简体字横排。

（2）综合运用本校、他校与理校三法进行整理，对原文的衍、脱、误、倒分别予以删补增改。

（3）对原书中的异体字、俗体字，按照从俗、从简、书写方便和音义明确的原则，予以径改，不出校。

（4）对原书中个别冷僻字词等加以必要注音和解释。

（5）为保持书稿原貌，书中引文虽与原著文字歧异，但文理顺通，不悖原旨，或虽有违原趣，而是作者有意改动者，均不作订正。

总目录

种橘山房医论

蔡炳枕泉氏　辑

毕丽娟　校注

目录①

① 注：原书目录为"调经，经闭，带下，小产，临产，产后"，此目录为据正文内容增补而成。

女科调经

冲为血海，任主胞胎，二脉流通，经血渐盈，应时而下，必以三旬一见，以象月也。若被惊恐劳役，则血气错乱，经脉不行，多致劳瘵等症矣。三月一行，名曰居经。寸口脉微而涩，趺阳脉浮而涩，少阴脉微而迟，经事不调，多由于气。七气即七情也，益以寒热，曰九气。妇人尤为血气用事，气一壅滞，则月事不调，而心腹作痛，或连腰胁，或引背脊，上下攻刺，吐逆不食，甚至搐搦消瘦，寒热癥瘕，诸病俱来，转而为劳瘵矣。

有月候不调者，有月候不通者，不调不通之中，有兼疼痛，有兼发热者，此分为四也。若由四者细推之，不调之中，有趱前者，有退后者，则趱前为热，退后为虚也。不通之中，有血滞者，有血枯者，则血滞宜破，血枯宜补也。疼痛之中，有时常痛者，有经前经后痛者。则时常与经前为血积，经后为血虚也。发热之中，有时常发热者，有经行发热者，则时常发热为血虚有积，经行发热为血虚有热也，此又分而为八也。经与气相配成块者，气之凝也。将行而痛者，气之滞也。后来作痛者，气血俱虚也。色淡者，亦虚也，而有水混之也。错经妄行者，气之乱也。紫者，气之热也。黑者，热之甚也。黑或有风冷者，然必见手足厥冷，唇青面白。诸症为审，如米泔水，如屋漏水，如豆汁水，或带黄色混浊模糊者，湿痰也。

月水淋漓不绝，大抵由气虚不能摄血。若时止时行，腹痛而脉沉实也，乃寒热邪气客于腹中，非虚弱也。行经身痛，由于营卫不足，经事引而潮热有时者，为内伤，为虚。潮热无时者，为外感，为热。有骨蒸者，有心嘈者，或有汗，或无汗。有经前潮热者，有经后潮热者。经前则血虚有滞，经后则血虚有热也。

有寒热往来者，先服小柴胡汤，后以四物汤和之。妇人伤寒伤风发热，经水适来，昼则安静，暮则谵语，有如疟状，此为热入血室。治者无犯胃气，及上二焦，服小柴胡汤。

1. 四物汤

春倍川芎，夏倍白芍，秋倍熟地，冬倍当归。

治妇人冲任虚损，月水不调，或前或后，或少或多，或脐腹迸痛，或腰足中痛，或崩中漏下。若有他病，随时加减。

大温经汤：此温剂，内冷、冲任挟寒者宜之。

当归二钱　川芎二钱　人参二钱　炒阿胶二钱　肉桂二钱　炒白芍二钱　丹皮二钱　炙草二钱　麦冬二钱　姜夏一钱半　生姜五片

2. 十味香附丸

治一切经候不调。

四制香附一斤　当归身四两（酒炒）　小川芎四两　炒白芍四两　熟地四两　土炒冬术二两　泽兰叶二两　新会皮二两　川黄柏二两（盐水炒）炙甘草一两

3. 艾附暖宫丸

治经水不调，腹时痛，赤白带，子宫冷等症。

四制香附一斤　蕲艾叶四两（醋炒）　当归身二两（酒炒）　小川芎二两　东白芍二两（酒炒）　怀生地二两（姜汁炒）　延胡索二两（炒）　生甘草八钱

4. 治经水先期方

（1）先期汤：治经行先期，凉血固经。

当归身二两（酒炒）　东白芍二两（酒炒）　怀生地四两　川黄柏一两（盐水炒）　炒知母五钱　川黄连一钱（姜汁炒）　炒条芩三钱　小川芎一两　阿胶（炒）二两　四制香附八两　炙甘草一两

（2）《金匮》土瓜根散：治带下、经水不利、少腹满痛，或经一月两见。

土瓜根七钱　炒白芍七钱　川桂枝七钱　䗪虫七钱

5. 治经候过期方

（1）滋血汤：治心肺虚损，血脉虚弱，月水过期。

人参　黄芪　怀山药　川芎　熟地　白芍

6. 治经水过多方

（1）当归饮：治经水过多，别无他症，即苓术四物汤。

（2）胶艾四物汤：治同前，即四物汤加阿胶、艾叶。

7. 治经水涩少方

（1）四物加红葵花汤或加红花：治经水涩少。

（2）四物加熟地当归汤：治经少而色和。

8. 治月水不利方

牛膝散：治月水不利，脐腹作痛，或小腹引腰气攻胸膈。

怀牛膝（酒洗）三钱　肉桂心三分（研冲）　西赤芍一钱五分　桃仁三钱（去皮尖）　延胡索（炒）一钱五分　广木香七分　粉丹皮二钱

9. 治月水不断方

（1）止经汤：治经水淋漓，头眩面黄，将成崩漏之病。

四物汤　土炒白术　炒阿胶　炒蒲黄灰　侧柏叶（炒黑）　香附炭　西砂仁　炙甘草

（2）固经丸：治阴血热，经水过多。

黄柏（盐水炒）　炒白芍　炙龟版　椿根皮　制香附

10. 治过期不止方

（1）芩心丸：治妇人年四十九以后，经水过多。

黄芩（心枝条）二两，米泔水浸七日，炙干，如是者七次。

（2）茸附汤：补冲任，调气血。

鹿茸（酒炒炙）　制附子　淡干姜　肉桂心　当归身　煅牡蛎　生龙骨　防风

11. 治经病疼痛方

（1）越痛散：治血气虚寒，身体作痛。

虎胫骨　归全　炒白芍　炒白术　白茯苓　炙甘草　川续断　防风　白芷　藁本　制附子

（2）柴胡抑肝散：治寡居无偶，欲萌不遂，是以恶寒发热。

北柴胡　炒青皮　赤芍　粉丹皮　苍术（米泔水浸，炒）　炒山栀　地骨皮　制香附（炒）　六神曲（炒）　川芎　生地　连翘　炙草

12. 治热入血室方

（1）小柴胡加生地汤：治经来时中风发热，昼则明静，夜则谵语。

（2）牛黄丸：治热入血室，狂不认人。

牛黄　朱砂　川郁　丹皮　冰片　炙甘草

（3）八珍汤：治经将行而脐腹胀痛，气滞血涩故也。

四物　苦楝子（炒打）　广木香　广槟榔

（4）加味四物汤：治经水将行，作痛不止。

四物　延胡索（醋炒）　蓬莪术　香附（醋炒）　西砂仁　桃仁（去皮尖）　红花（酒炒）

（5）乌药汤：治血海疼痛，此治气法也。

台乌药　制香附　当归身　广木香　炙甘草

（6）姜黄散：治瘀血凝滞，胸腹刺痛。此治瘀法也。

姜黄　炒白芍　炒归身　丹皮　延胡索（炒）　川芎　官桂　炒蓬术　红花

（7）桂枝桃仁汤：治经前偶感风寒，腹痛不堪。

川桂枝　炒白芍　原生地　桃仁泥　炙甘草

13. 治经病发热方

（1）逍遥散：治月水不调，血虚烦热，口燥骨蒸，痰嗽潮热。

柴胡　当归身　炒白芍　白茯苓　炒白术　炙甘草　生姜薄荷叶

或加丹皮、山栀，或加知母、地骨皮，名加味逍遥散。

（2）柴芩四物汤：治月水不行，肌肤发热。

四物汤加柴胡、黄芩，或加丹皮、地骨皮。

14. 治往来寒热方

（1）本事方

四物　黄芪　炙甘草　官桂　炒白术　柴胡　阿胶

（2）地骨皮散：治血风气虚，时作寒热，或晡热内热。

地骨皮　柴胡　桑白皮　陈枳壳（炒）　前胡　黄芪　人参　白

茯苓　炒白芍　炙甘草　桂心　五加皮

（3）柴胡四物汤：治日久虚劳，微有寒热。

四物汤合小柴胡汤

女科闭经

洁古曰：女子月事不来者，先泻心火，其血自下也。心热则脾亏，故亦须善养脾血。《经》云：月事不来，胞脉闭也。胞脉属于心，络于胞中。今气上迫肺，心气不得下降，故月事不来矣。

东垣云：经闭有三。一因脾胃久虚，或中消善食，胃热烁津，名曰血枯，此中焦胃热结也；一因心胞络有火邪，大便秘涩，小便虽清不利，胃之血海干枯，此下焦胞脉热结也；一因劳心，心火上行，气上迫肺，心气不得下通，此上焦心肺热结也。

《经》云：有病胸胁支满，妨于食，病至则先闻腥臊臭，出清液，先唾血，四支①清，目眩，时时前后血，名曰血枯，此肝劳血伤之故也。因年少时大脱血，或醉后入房，皆有之月水不通。有因伤损脾胃者，其症少食恶食，泄泻疼痛，或误服攻下之药，以致血少不行者，只宜补脾养胃。室女经闭，多因思虑伤脾。当以益阴血、制虚火治之。经闭有因积冷结气而成者，小腹恶寒，或两胁疼痛，诸症是也。经闭有因痰饮阻隔者，或用涌吐之法。妇人有因下利而经闭者，治法但当治利，利止而经自通。经闭之故，

---

① 支：当作"肢"。

不外血枯、血滞二端，经行与产后颇同。若有一点余血未净，或内伤饮食，或外受诸邪，或七情郁结，皆致血滞，或经止后用力太劳，或房事太过，及服燥热之类，皆致血枯。

经后被惊，则血气错乱妄行，逆于上，则从口鼻而出；逆于身，则为水肿。恚怒，则逆于腰腿、心腹、背胁、手足之间，经行则发，过期则止。怒极伤肝，则有眩晕、呕吐诸症。湿热相搏，遂为崩带；血结于内，变为癥瘕。凡此变症百出，不过血滞与血枯而已。但血滞亦有虚实，血枯亦有虚实耳。血滞宜攻者，原因饮食热毒，或凝瘀积痰也。若气旺血枯，起于劳役忧思，却宜温和滋补，或兼痰火湿热，尤宜清之。每用肉桂为佐者，热则血行也，且血于气为辅，尤宜理气，故香附为女科之圣药，其实不过虚、热、痰、气四证而已。

1. 治血枯闭经方

（1）玉烛散：治津液燥竭，胃热烦渴，减食身削，血海干枯之症。

　　四物汤合调胃承气汤

（2）三和汤：治劳心心火上行，以致胞脉闭塞。

　　四物　大黄　朴硝　黄芩　山栀　连翘　薄荷　生甘草（此即凉膈散）

（3）五补丸：凡胞脉闭，先服降心火之剂，后服此丸，以治脾养血。

　　熟地　人参　怀牛膝（酒炒）　白茯苓　地骨皮

　　等分。

（4）柏子仁丸：治血虚有火，日渐羸瘦，而生潮热，并室女思虑成劳。

柏子仁（炒）　怀牛膝（酒炒）　侧柏叶　泽兰叶　川断　熟地

（5）泽兰汤：治同上。

泽兰叶　全当归　炒白芍　炙甘草

（6）十全大补汤：治堕胎及多产伤血，或误服攻下之药，以致血衰气弱者。

2. 治血涩经闭方

（1）温经汤：治绕脐寒疝作痛，脉沉紧，由寒气凝血所致也。

当归全一钱半　川芎一钱半　炒白芍一钱半　官桂五分　丹皮二钱
人参五分　怀牛膝三钱（酒炒）　蓬莪术一钱半　炙甘草四分

（2）桂枝桃仁汤：治同上。

川桂枝　桃仁泥

（3）红花当归散：治积瘀腰腹疼痛。

红花五分（酒炒）　炒归尾一钱半　紫薇花一钱半　怀牛膝三钱（酒炒）
苏木五分　炙甘草五分　西赤芍一钱半　刘寄奴一钱半　桂心三分　白芷五分

（4）行经红花散：治时作胀痛。

炒归尾一钱半　西赤芍一钱半　紫薇花一钱半　刘寄奴一钱半　怀牛
膝三钱（酒炒）　苏木一钱　延胡索二钱（酒炒）　原红花五分（酒炒）　桃仁
三钱　炒青皮一钱半　制香附三钱　桂心四分

（5）桃奴饮子：治经闭渐成胀满，又治男子跌仆损伤，瘀血停积，欲成血蛊。

桃奴　猴鼠粪　延胡　五灵脂　桂心　桃仁　制香附　西砂仁

种橘山房医论　女科闭经

| 011

（6）迎经丸：治血块疼痛。

炒归尾　桃仁泥　制大黄　丹皮　干漆（炒尽烟）　赤肉桂　怀牛膝（酒炒）　蓬莪术　京三棱　皂角（去皮）

芫苑水为丸。

（7）血和通经丸：治脐腹痛，渐成血块。

炒白芍　炒归尾　广木香　赤肉桂　干漆（炒尽烟）　五灵脂　熟大黄　桃仁（去皮尖）　蓬莪术　水蛭（炒透）　虻虫（焙去头足翅）三十个

（8）通经丸：治将成血瘕。

炒归尾　桂心　小青皮　干姜　川椒（炒）　川乌（炒）　蓬莪术　干漆（炒尽烟）　熟大黄　桃仁

3. 治痰结经闭方

丹溪方：治积痰闭经，夜则妄语。

瓜蒌子（炒）　黄连　吴茱萸（甘草汤泡）　桃仁　红曲　楂肉（炒）西砂仁

带　下

带下一症，由劳伤冲任，风冷乘隙而内据于胞络也。妇人血宜多而气宜少，则百疾不生。或气倍于血，气滞于寒，血不化赤，遂成白带，寒热交并，则赤白俱下矣。

妇人带下，其名有五：伤肝经则如青泥，伤心经则色如红津，伤肺经则形如白涕，伤脾经则黄如炼蜡，伤肾经则黑如衃血。

带下多由湿热所致，亦有系痰实者。带久不止，当补卫厚脾，带疾愈后，一二月或再发，半年一发，先血后带，来不可遏，停蓄未几，又复倾泻，此名漏带，最为难治。

下截之血，小腹主之。有因血虚，而虚热陷入小肠，致小便涩痛，面色如白汻，或成沙粒，皆不可作淋治，用寒冷之剂。

室女带下有三：或经水初下，阴中发热而受风，一也；或太冲脉盛而内热，以冷水洗之，二也；或见经下而惊怖，三也。

白淫者，下白物如精状，皆由心肾不交所致，不可误作白带，过服热药。又有日夜流津，如清米汻，或如黏胶者，谓之白崩（用平补镇心丹），与白淫相同，乃忧思过度所致，诚难疗治。妇人带下，脉浮恶寒者不治。

带下之因有四：一因气虚，脾精不能上升而下陷也；一因胃中湿热，与痰流注于带脉溢于膀胱，故下浊液也；一因伤于五脏，故下五色之带也；一因风寒入于胞门，或中经脉流传脏腑而下也。然有赤白之分者，何也。赤者属血，属热，热入小肠而成，因血少复亡其阳，故白滑之物下流。亦有湿痰流注下焦，或肝肾阴淫之湿，或缘惊恐而木乘土位，浊液下流。或色欲太甚，肾经亏损之故。或产多之妇，伤血伤液，皆能成带下之疾。宜概用莲须、杜仲、续断之药，大抵属痰与热者居多，以湿热下注而化痰也，宜投止涩升提之品。寒者十无一二，宜投鹿角胶温涩之品。然总要健脾燥湿，升提胃气，佐以补涩，如茯苓、白术、柴胡、川芎之类。总之妇人多郁，郁则伤肝，伤肝则脾受克，湿土下陷，脾精不守，不能输为营血，而白物下流，宜开郁补脾。若色如浓泔臭秽者，湿热甚也，宜二术、芩、柏、半夏、车前，佐以升提。下如鸡子白状，脾肾虚也。腰腿疼痛，面目浮肿，必脾肾双补，宜归脾丸八味丸。妇人又多忧思恚怒，伤损心脾肺脏之火时发。血走不归经，而患赤白带下，是脾虚也。盖肝气郁，则脾受伤，脾伤则湿盛，湿盛则风木郁于地中矣。宜开提肝气，助补脾元，如补中益气汤，加茯苓、枣仁、山药、苍术、黄柏、麦冬，或六味丸加杜仲、牡蛎、牛膝、海螵蛸，皆可选用。若阴虚火旺，则以滋阴清火为要，宜六味丸加五味子、杞子、黄柏、车前子、菟丝子。赤带多因心火时炽不已，久而阴血渐虚，中气渐损而下赤矣，必养心和肝，缓中凉血，清气之品。若赤带久不止，必血虚矣，宜胶艾四物汤，加麦冬、杏仁、牡蛎。老年白带、白淫不止，日久淋漓，皆气多血少虚寒衰也，宜老年白带方，十全大补汤加益智仁。室女带下纯白，冲任虚寒也，宜白蔹丸。寡妇、师尼、室女郁火甚炽，阴户或痒或痛而成赤淋，乃血热也，宜泻膀胱之火，宜赤淋丸。其或白淋，则气虚也，宜乌金丸、乌艾丸。如是以治带下，则详且尽矣。

1. 治湿热带下方

（1）椿皮丸：治赤白带有湿热者。

炒白芍　高良姜（烧炭）　椿白皮（盐水炒黄）　川黄柏（烧炭）

（2）胜湿丸：治同上。

炒茅术　炒白芍　飞滑石　椿白皮（盐水炒）　干姜　地榆炭侧柏叶（炒黑）　炒枳壳　炙甘草

（3）侧柏椿皮丸：治同上。

椿白皮　制香附（醋炒）　炒白术　炒白芍　侧柏叶（炒黑）　黄连　黄柏（盐水炒）

2. 治湿痰带下方

（1）渗湿消痰饮：治湿热痰积，渗入下焦，白带不止。

炒白术　炒茅术　制半夏　橘红　白茯苓　白芷　制香附（炒）炙甘草

（2）黄柏椿皮丸：治肥人白带，是谓湿痰。

炒茅术　川黄柏（盐水炒）　椿白皮　制南星　制半夏　川芎制香附　炒淡干姜　海浮石

3. 治风邪带下方

（1）胃风汤：治风邪入于胞门，或中经脉，流传脏腑，带下五色。

人参五分　炒白术二钱　白茯苓一钱半　炒当归一钱半　小川芎一钱半　炒白芍一钱半　桂心三分　粟米百粒

（2）小柴胡汤：治同上。

4. 治虚损带下方

（1）补中益气汤：治劳役过度，饮食不节，损伤脾胃，以致阳气下陷。

人参　炒冬术　黄芪　绿升麻（蜜炙）　柴胡　炙甘草　归身陈皮

（2）六君子汤：治胃虚有痰，食减，中气不和，时时带下。

潞党参　炒冬术　白茯苓　炙甘草　制半夏　新会皮

（3）归脾汤：治忧思伤脾，以致健忘怔忡，惊悸不寐，嗜卧不思饮食，时常白带不止。

人参　炙黄芪　土炒白术　白茯苓　炒归身　远志　炒枣仁　广木香　桂圆肉　姜　大枣

（4）加味八珍汤：治气血两虚，赤白带下。

四物汤合四君子汤，加怀山药、炒杜仲、制香附。

（5）当归泽兰丸：治妇人经脉不调，赤白带，久无子者。

四物（生熟并用）　四制香附　泽兰叶　艾叶　淡黄芩

（6）止带丸

炒归身　小川芎　炒冬术　人参　怀山药　炒杜仲　制香附　破故纸　煅牡蛎　椿白皮　川续断　青黛

（7）严氏当归汤：治赤白带下，腹痛不欲饮食，日渐羸瘦。

炒归身　赤芍　炒白芍　大熟地　阿胶　川断　牡蛎　地榆

（8）苁蓉菟丝丸：治赤白带下，助阴生子。

肉苁蓉（酒浸漂淡）　菟丝子（酒熏）　覆盆子　蛇床子　归身　炒白芍　小川芎　煅牡蛎　乌贼骨　五味子　防风　淡黄芩　艾叶

（9）丹溪方：治白带属真阴虚者。

炙龟版　栀子（盐水炒）　川黄柏（盐水炒）　制香附（炒）　山萸肉（盐水炒）　苦参　椿白皮（盐水炒）　川贝母　炒白芍　淡干姜

（10）胶艾四物汤：治妇人赤带。

四物汤加阿胶艾叶

（11）老年白带方：治年老人久带。

补骨脂（盐水炙）三钱　川黄柏（盐水炒）四钱　炙五味四钱　炒杜仲四钱　山萸肉五钱　煅牡蛎三钱　制香附八钱　砂仁二钱　川芎二钱

川椒二钱　白茯苓二钱　炒车前八钱　艾叶醋（炒）一钱　阿胶五钱　白芍六钱

鹿角胶烊化成丸盐汤送下。

（12）乌艾丸：治赤白带下。

乌药二两五钱　艾叶六两　香附四两

将其浸醋中十日，再将香附浸一日，晒干，共为末，醋和为丸。

5. 治虚寒带下方

（1）元戎四物汤：治赤白带下，脉沉细，腹或阴中痛。

四物汤加肉桂心、制附子。

（2）白蔹丸：治室女带下。

鹿茸二两　白蔹一两　全狗脊（去毛）一两　醋艾叶

煎汁，打糊为丸。

（3）金锁正元丹：治真气不足，呼吸短气，四肢倦怠，脚膝酸软，目眩耳鸣，盗汗遗精，妇人白浊、白淫等症。

肉苁蓉一斤　巴戟天一斤　胡芦巴一斤　补骨脂八两　五倍子八两　白茯苓六两　朱砂三两　花龙骨二两（另研）

酒及盐汤下。

（4）延胡苦楝丸：治脐下冷痛，阴冷大寒，白带时下。

延胡索　苦楝子　川黄柏　制附子　桂心　大熟地　炙甘草

（5）鹤顶丸

炒归身　制附子（盐）　龙骨（盐酒包煅）　吴茱萸（汤泡去涎）　赤石脂（火煅醉碎）　淡干姜　牡蛎（盐酒包煅）　艾叶

6. 治带下滑脱方

侧柏地榆汤：治赤白带下，不能成孕。

炙黄芪　侧柏叶　地榆炭　乌贼骨　煅牡蛎　淡苁蓉　炒僵蚕　白芷　蛇床子

小　产

小产者，元气虚损不能荣养于胎而致自堕，如枝枯则果落，藤萎则花坠矣。然或劳怒伤情，内火发动，或春温发斑，秋后泻痢，最易堕胎。犹风撼其本，人折其枝耳。是知正产者，如果中栗熟，其壳自开，而无所损。半产者，如采斫新栗，碎其肤壳，而有所伤。故小产后须十分调护，以补血养肝、生新去瘀为主。或有受孕至三、五、七阳月，胎必堕者，宜未至应堕之期，先清其热，宜芩术汤、安胎丸。王纶曰：有数堕胎，胎元损甚者，服药须久，则可以留。方用四物汤加人参、白术、陈皮、茯苓、甘草、艾叶、阿胶、条芩，多气加砂仁、香附，有痰加半夏曲。黄芩为安胎圣药，清热故也，暑月尤宜用。养胎全在脾胃，故白术补脾，为安胎君药。

脉法：《脉诀》云，半产漏下，革脉主之，弱则血耗，立见倾危。《脉经》曰：阴脉浮而紧，紧则疝瘕，腹中痛，半产而胎堕。按《脉诀》《脉经》所言，皆由内因而胎堕者，若由跌仆挫犯，及误服毒药，则不得拘此。

（1）白扁豆散：治服打胎毒药。

白扁豆为末，新汲水，下三钱即苏，口禁者诀口灌之。

（2）芩术汤：清热安胎。

炒条芩、炒白术等分。

（3）当归补血汤：治胎漏而堕。

炒当归一钱半　炙黄芪三钱　炒白术一钱半　炒杜仲三钱　炒白芍一钱半　淡干姜二分　真阿胶一钱半　五味子三分　川芎一钱半　广木香五分　人参五分　炙草五分

此方川芎忌用，恐其凝胎。

（4）安荣汤：治漏胎见血。

大熟地三钱　炒白芍一钱半　桑寄生一钱半　炒当归一钱半　阿胶一钱半　制香附三钱　炒白术一钱　半西砂仁一钱　炒黄芩一钱半　糯米百粒

（5）和痛汤：治小产心腹痛。

四物汤加延胡索一钱　泽兰一钱　制香附一钱　半炒青皮一钱　桃仁一钱　红花五分　陈酒童便

（6）千金保胎丸：凡妇人三月小产者，一因气血不足，一因冲脉有伤。受孕时需节饮食，绝欲戒怒，免小产之患，服此可以保全。

大熟地（姜汁炒）二两　土炒白术二两　南杜仲（盐水炒）二两　炒归身二两　川续断二两　阿胶二两　四制香附二两　炒条芩二两　陈皮一两　艾叶（醋炒）一两　砂仁五钱

枣肉为丸。

（7）泰山磐石散：治气血两虚，或肥而不实，或瘦而血热，或肝脾素虚，倦怠少食，屡致堕胎。

人参一钱　炙黄芪一钱　炒当归一钱　川断一钱　淡芩（炒）一钱
熟地八分　白芍八分　白术二钱　炙甘草五分　砂仁五分　糯米一撮

但觉有孕，每三五日进一服，至四月后无虑矣。

（8）凉胎饮：治胎气热而不安。

怀生地二钱　炒白芍二钱　炒归身二钱　炒黄芩二钱　炙甘草七分
炒枳壳一钱　川石斛一钱　白茯苓二钱

热甚加黄柏一钱。

（9）固胎煎：治肝脾多火多滞而屡堕胎者。

炒黄芩二钱　炒白术二钱　新会皮一钱　炒归身一钱　炒白芍一钱
半　炒阿胶一钱半　砂仁五分

（10）四圣散：治漏胎下血。

炒黄芩　炒白术　阿胶　砂仁

等分，艾叶汤下，二钱。一方有白芍，无阿胶。

临　产

夫妇人之最险者，惟临产之时。若不急救，必致夭枉，可不
惧哉，试历言之。盖有少妇初生神气怯弱，子户未舒，腰曲蜷卧，
展①转胎侧儿不得出，致为难产者。有中年妇人生育多，气血虚而
难产者，须胎前服调理之药，乃能易产耳。有临产努力太早，儿
未及转，以致胎落于胯。及儿欲出，母力已乏而难产者，先以独

---

① 展：当作"辗"。

参汤接力，次服药，宜滑胎散。有将产之际，愚蠢稳婆不审其偏正，每腹痛便努力催生，以致横生逆产者，宜催生四物汤。有体肥脂厚、平素安逸而难产者，有石矮妇人交骨不开而难产者。盖交骨不开，乃元气虚弱，胎前失于调养，以致气血不能运达而然也，宜加味芎归汤、交骨不开方。有破胞久，浆水沥尽，产门风进，产路干涩而难产者，俗名沥胞生，宜神应散。有血先下，或胞浆先下，子逆上冲者，宜子逆汤、黄葵子散。有产不下横逆生而欲绝者，宜加味芎归汤。有临产腰腹酸疼，见红者，宜催生如意散。有胎死腹中不下者，验其舌色青黑，腹冷是也，宜二陈汤加朴硝五钱。若天寒时，须使胎得暖气才下，宜官桂丸（此方暑天及内热者禁用）。其死胎不下，反上冲心而欲绝者，急服药宜牛膝二两，砂仁、丹参各二钱，虚人加人参，又方伏龙肝末酒下。有腹中积水，腹大异常，脉细而弱，名曰胞水，临场必去水斗余方产者。有临产去血太多，昏不知人，产下即死，曰血晕者，宜芎归汤。若产后虚脱，兼防血晕，宜人参、鹿角胶、苏木煎入童便服。有火盛血奔上而昏晕者，宜清魂散，如不醒，以韭汁和醋灌之，或醋炭法煎熏之。又不醒，急掐人中，提顶心头发，姜汁童便灌之，即活。有失血过多，虚热太甚，目暗神昏，手足冷者，宜川芎、当归、人参、姜桂，汗多加黄芪。有才产，忽然噤口，语言颠倒，乍见鬼神，由败血攻心者，宜妙香散。有临盆用力太过，气血晕闷，不省人事，宜胶珠汤。有将产而痢不止者，宜四君子汤，加白芍、杜仲、赤石脂、菟丝子、建莲、山药、芡实、砂仁。有子下而胞不下，由败血灌入胞中者，宜牛膝归尾汤、牛膝芒硝酒，或草纸烟熏其鼻，令纳气自下。有儿胞下后，膀胱落下，名曰茄病，或由临盆用力太过，或由气血两虚，其色紫者，可治，白者难治。先用熏洗法，急以黄连、狗脊、五倍子、水杨根、枯矾各一钱为末，煎汤先熏后洗，乘热轻轻托进，一二日可愈。宜服补中益气汤，十全大补汤。有子宫落下，痛不可忍者，名曰瘕疾，宜铁粉散，外用托药或搽药。有气血虚而产门不闭，必须大补，宜加味芎归汤。一法用石灰炒热，淬水洗即闭。至临产危症，莫有如偏产、倒产、碍产、盘肠产、闷脐产诸症，为生死交关之候。然亦非无法以处之者，切不可惊慌扰乱，致产母心怯。然后依法治之，无弗安也。其有胞水先破，甚至两三日、四五日不产者，此亦甚险，急早调治，宜鱼胶五钱，煅存性酒下，或冬葵子三钱炒煎服。夫如是而临产之病，庶可免矣。

《脉诀》云：欲产之妇脉离经，沉细而滑也同名。夜半觉痛应分娩，来朝日午定知生。又曰：身重体热寒又频，舌下之脉黑复青，反舌上冷子当死，腹中须遣子归冥。面赤舌青细寻看，母活子死定难应。唇口俱青沫又出，母子俱死总教弃。面青舌出沫出频，母死子活定知真。不信若能看应验，寻之贤哲不虚陈。

胞衣不下，因气力疲惫不能努出，或血入衣中，胀大而不能下，致心胸胀痛喘急。速服夺命丹血散胀消即下。牛膝汤亦效。亦有胎下力弱，不能用力，产胞经停，遇风冷乘之，血道闭涩。故胞衣不下者，急取黑豆一合炒热，入醋一大盏，煎三五沸，分三次温服。

肠出而气虚不能入，补中益气汤或蓖麻子一两，研涂母头顶心，即上，急洗之。胞不下，涂右足心，一下即洗去，缓则仍入。益母丸亦效。其血流胞中者，急用夺命丹、失笑散以消瘀血，缓则不救。其元气虚，不能送者，腹不胀痛，用保生无忧散，以固元气。

未产前几个时辰，子亦要出产户。转身子手，被母用力一逼，即手先出。转身至脚，母力一逼，即脚先出。横生、倒生皆因错于用力。其实无手足先出之理，但须审其脐腹痛急，腰间重痛，眼中如火，粪门迸急，胞水或血俱下。此时子已出胎，产母用力，庶不误事。

见有怪胎，不必惊慌，自然生下，勿令产妇见之为妙。

手足先出，急令产母仰卧轻轻送入，莫令多出。盖出少则易入，时未久则易入。若出久手足青硬，儿已伤矣。难以抉入，切不可将儿手割断，儿手一割，必腹乱搅而两伤矣。

产母危急时，当看面舌。面青母伤，舌青子伤。面舌俱赤，子母无恙。唇舌俱青，子母难保。凡产时子死腹中，服回生丹三丸立下。若一时无此药，以平胃散一两，投朴硝五钱，煎四五沸温服，其胎化水而出。

产时门户俱正，儿已露顶而不下。此因转身脐带绊其肩也，名曰碍产。令产母仰卧，推儿而上，以手指轻按儿肩，去其脐带，候儿顺正，用力送下。

生路未正，产母用力一逼，令儿偏于左右腿畔，儿头在户而不下。但云儿已露顶，非顶也，乃额角，名曰偏产。治法亦令产母仰卧轻轻推儿近上，审其偏左偏右，扶其头顶端正，用力送下。

儿头之后骨，偏于谷道，儿乃露额，名曰振后。治法于谷道外旁，轻轻推儿正头，用力送下，或用膝头，令产母抵住亦可。

盘肠生者，未产肠先盘出。治法急将净盆盛温水，寒天即热水，少入香油养润。待儿并胞衣下时，产母略仰卧，自己吸气上升。稳婆将香油涂手，徐徐送入。一法以磁石煎汤服之，即收止。又一法用蓖麻仁四十九粒，研涂产母头顶，肠收上，急洗去。又一法以麻油润火纸燃，点火吹灭，以烟熏鼻，肠收即止。又一法肠出时，以净盆浓煎黄芪汤洗之，肠即上，此法最佳，惟服大剂补中益气汤更妙。

稳婆无知，或有意害人，私揻破水衣者，俗名弹胞，极恶之心。

交骨不开，由元气素弱，胎前失于调摄，用加味芎归汤立验。

闷脐生者，儿粪门有一膜闭住儿气，故不出声，以手微拍之，则膜破而能哭矣。如拍之不破，以银针轻轻挑破，甚便。如不能抽急用暖衣紧包，勿令散放，以热水浸其胞衣，寒天加以火热之，久则热气内鼓，其膜自破，出声而苏。

凡儿之生，自有其时，时至则儿身转顺，头顶正当产门，胞浆大来，腰重腹痛，谷道挺进，产母中指中节，或本节跳动，此方为正产之时，恰好临盆，用力送儿，自顺生矣。

妊娠月数为足时，或腹中痛，痛定如常者，此名试胎。宜养血以安胎。若月数未足，腹痛或作或止，腰不痛者，此名弄胎，不宜轻动。二者均非正产之时，切勿骚扰疑惑，宜安静以待其时。

1. 治临产方

（1）加味芎归汤：治一切横生倒产、沥浆生、交骨不开、子死腹中等，大剂连服即生，神验。

当归全五分　川芎一钱　炙龟版一钱　生子头发（炙灰）一钱

（2）佛手散：治一切横生倒产，子死腹中。

当归全五钱　川芎三钱

（3）滑胎饮：治临产努力太早者。

滑石一两　冬葵子五钱　炙甘草一钱

（4）催生四物汤：治横生逆产。

四物汤加枳壳、蜀葵子。

（5）交骨不开方：治交骨不开。

人参二钱　怀生地三钱　当归全一钱半　怀牛膝三二钱

（6）神应散：治沥胞生。

生蜜酒酿菜油

各半杯，煎数沸，入童便，润肠易产。

（7）黄葵子散：治同上。

黄葵子七十粒（炒研酒下）

（8）催生如意散：治临产前先见红。

人参一钱　滴乳香（去油）一钱　辰砂五分

鸡子清调姜汤下。

（9）官桂丸：治疗同上。

归全一两　官桂一两　炙甘草一两　炒白芍一两　炮姜炭一两　原生地一两　黑豆二两

共为末酒下。

（10）清魂散：治产时血晕。

泽兰叶一钱　荆芥穗一钱　人参一钱　川芎一钱　炙甘草三分

（11）牛膝归尾汤：治胞衣不下。

怀牛膝三钱　归尾三钱　木通三钱

（12）牛膝汤：治同上。

延胡索五钱　怀牛膝三钱　炒当归三钱

酒煎。

（13）妙香散：治败血冲心。

麝香一钱（研）　辰砂三钱（另研）　广木香二钱五分（另研）　姜山药一两　炒远志一两　白茯苓一两　白茯神一两　人参五钱　桔梗五钱

酒下二钱。

（14）铁粉散：治子宫不收。

炒当归七五钱　煅磁石五钱　铁粉三钱

米汤煎。

（15）托药：治同上。蓖麻叶有角者捣烂，加枯矾末，以纸片摊药托之。

（16）掺药：治同上。先用淡竹叶煎汤，洗净，次以五倍子、白矾共为末，掺之。

（17）难产方：总治难产。

川芎一钱　当归一钱　榆皮一钱　炙龟版一两　百草霜一两　前胡七钱

（18）如圣膏：治难产，及死胎不下，十分危急者。

巴豆（去壳去油）十六粒　蓖麻子（去壳）四十粒　麝香二钱

同打为泥，摊绢帛贴脐上，俟产下急洗去。

（19）夺命丹：治产后血入胞衣，胀满冲心，日久不下危急者。

炮附子五钱　丹皮一两　炒干姜一两

以醋一升，入大黄末一两，熬成膏，和丸，酒下五十粒。

（20）夺命丸：治小产下血多，子死腹中，憎寒，手指唇口爪甲青白，面色黄黑。胎上抢心，闷绝欲死，冷汗出，喘满不食。或误服毒物草药，伤动胎气，下血不止。胎尚未损者，服之可安，已死可下。若胎腐腹中危急者，立可取出。此方的系异人传授，至妙。

川桂枝　丹皮　赤茯苓　赤芍药　桃仁

等分蜜丸，淡醋汤下（按此即仲景桂枝茯苓丸，但用淡醋汤下不用耳）。

（21）蟹爪散：下胎极效，妊娠有病，欲去胎者，宜此。

蟹爪二合　肉桂心一两　瞿麦一两　怀牛膝二两

每末酒下一钱。

（22）滑胎煎：临月宜常服数剂，以便易生，亦治胞衣不下。

当归全三钱　熟地三钱　炒杜仲三钱　怀山药三钱　炒枳壳一钱

气弱加人参、白术。

（23）保生无忧散：治胎肥气逆，临蓐难产。

归身（酒炒）一钱　半枳壳（盐水炒）一钱　广木香一钱半　炙草八分

血余炭五分　滴乳香五分

（24）小营煎：治胞衣不下，临月服之亦易生。

炒白芍二钱　炒归身二钱　怀山药二钱　炒杞子二钱　炙甘草一钱
熟地三钱

（25）脱花煎：凡临盆将产者，宜先服此药催生，最佳，并治难产经日，或死胎不下，俱妙。

川芎二钱　炒当归五钱　肉桂五分　怀牛膝三钱　炒车前三钱　红花一钱

若胎死坚滞不下者加朴硝四钱，即下。

（26）寿脾煎：一名摄营煎，治心脾气虚，胎动不安。

炒白术二钱　炒当归二钱　怀山药二钱　炒枣仁一钱半　炙甘草一钱　炒远志一钱　炮姜炭八分

人参随症酌用。

（27）五福饮：治气血俱虚，胎动不安。

人参　熟地　当归　炙甘草　白术

（28）紫苏饮：治妊娠失调，胎气不安，上攻作痛，名曰子悬。并临产气结不下等症。

人参　炙甘草　大腹皮　川芎　当归　紫苏叶　炒白芍
陈皮

一方无人参有香附，一方无川芎名七宝散（若肝脾气血虚而有火不安者宜兼逍遥散，若脾气虚弱而不安宜四君芎归汤）。

（29）油蜜煎：治难产沥浆胞干，胎不得下。

香油　白蜜　童便

各一碗和匀，文火煎一二沸，去沫入滑石末一两，或益母末搅匀顿服，外以油蜜于母腹脐上摩之。

（30）黑神散：一名催生如圣散，治横生逆产，其功甚大，并治胎前产后、月水不止、崩漏等症。

白芷　百草霜

等分为末。此方大能固血，血得黑而能止也。

（31）胜金丹：治难产神效。

败兔毫笔头一枚，烧灰，研细，生藕汁一盏下之，立产。如藕汁嫌凉，隔水温热。

产　后

此论出自《张氏医通》而稍为增损之。

产后有九禁：一禁卧，二禁酒，三禁浴，四禁寒，五禁汗，六禁下，七禁利小便，八禁寒凉药，九禁起动作劳。盖初产气血未定，遂卧则恶露上升，三朝后，庶可高枕，七朝后，如无他病，可以安枕，竟有半月后未可贴席者。此一禁卧也。酒能助火乱经，误用有动血之虞。至如鸡子、猪肾，一切滞气坚实难化之物，及生冷腻滑，皆不可食。即如初产，世俗多用红糖，甚至胸懑，引血上升，在夏则动痧，虽非禁用，亦不可早用。此二酒禁也。浴能升动恶露，虽当夏月，亦须禁之。曾有产数日后，因浴瘀血上冲而毙者，亦有因浴动血，误用寒凉，瘀结不行，血化为水，喘满肿而胀而死者。此三禁浴也。新产内虚，最忌着寒，寒则血气凝滞，变幻莫测，或饮食不化，腹痛作泻。欲去其瘀，则正气欲脱。欲止其泻，则瘀结不行。惟姜桂参术，辛温峻补，庶几血行泻止。故冬月一产，即宜重棉兜护其腹，在夏月亦当覆巾裹之。此四禁寒也。而五禁汗者何故？盖产后空虚，虽有表证，一切风药，如麻黄、桂枝之类，皆不可用。以其性升，不特载血上行，令人发晕，抑且令人亡阳，多致汗脱而死。不特风药当禁，即佛手散中芎劳，皆为散用，恐汤能发汗也。至于下药，尤为切禁。非特硝黄难于轻试。即小溲数难者，只宜调养元气，如车前、泽泻之类，亦非所宜。以产后百脉空虚，自里至表，无一不虚。虚则诸寒皆禁，即芍药亦难轻用，以其酸寒伐生发之气也。地黄亦当慎用，以纯阴之味，能令作泻也。黄芩能凝滞瘀血，令人恶露不行，为害不浅。然皆产后常禁，没有表里客邪，又不当拘于此说也。试观《金匮》产后例中，阳旦汤（阳旦汤即桂枝汤加黄芩，阴旦汤即桂枝汤加黄芩、干姜）之用芩药，以其中有桂枝，薛按八珍、十全之用熟地、芍药，以其中有参、术及桂也，岂复拘于此例哉。况乎大承气、小柴胡、三物黄芩、下瘀血等方，皆产后治例。此圣人临证如日，大转回天之手，非寻常下士，可得而测也。迨夫早起作劳，不避风寒，不禁饮食，往往致成大病者，皆自作之孽耳。

产后之脉，寸口洪疾不调者死，沉微附骨不绝者生，缓滑沉小者吉，实大弦急者危，牢革结代及涩滞不调者不治。

1. 血晕

产后元气亏损，恶露乘虚上攻，眼花头晕，或心下满闷，神昏口噤，或痰涎壅盛者，急用热童便服之。若下血过多而晕，或神昏烦乱者，芎归汤加人参三五钱，泽兰叶一握，童便半盏，兼补而散之。有痰合二陈加乌梅姜汁，并用铁秤锤烧令赤，以醋沃之，或烧漆器，并乱发，以烟熏之。产后因虚火载血上行而晕，用鹿茸灰为细末，好酒童便灌下，一呷即醒，行血极快。产后昏晕，呕逆不能饮食，此胃虚挟痰所致，以抵圣散去赤芍，加炮姜、茯苓，慎不可用芎归血药腻膈，其呕逆愈不能止矣。

初产血晕，速与扶起勿卧，用韭叶一握，切碎，入有嘴磁瓶中，将醋煎滚，浇入瓶内，急盖瓶口，以嘴向妇鼻孔，另气透入鼻中，即苏。若恶露未净尽，昏闷不省人事，须问先因。感气而下胎者，以二陈加芎、归、香附、桃仁、山楂、姜汁，切不可作中风治。产后口眼㖞斜等症，当大补血气，十全大补下黑龙丹，肥人佐以痰药，加星、半、木香之类。若作中风治，而用小续命必殆。若腹中刺痛者，严氏清魂散。血晕语言颠倒，健忘失志，此血入心包，宜失笑散加郁金，或用血竭、没药等分为末，热酒和童便调下二钱，良久再服，恶露自下。

2.三冲

败血上冲有三，或歌舞谈笑，或怒骂坐卧，甚者逾墙上屋，口詈拳打，山腔野调，号佛名神，此败血冲心，多死。方宜用龙齿清魂散，然用之多不应，不若花蕊石散最捷，琥珀黑龙丹亦效。如虽闷乱，不致癫狂者，失笑散加郁金。若饱闷呕恶、腹满胀痛者，曰冲胃，古法用五积散。余常用平胃加姜、桂，往往获效，不应，送来复丹。呕逆腹胀，血化为水者，《金匮》下瘀血汤。若面赤呕逆欲死，曰冲肺，二味参苏饮，甚则芒硝荡涤之。大抵冲心者，十难救一，冲胃者五死五生，冲肺者十全一二。

产后口鼻起黑而鼻衄者，是胃气虚败而血滞（急用二味参苏饮，稍迟不救）。

3. 三急

产后诸病，惟呕吐、盗汗、泄泻为急，三者并见必危。痰闭心窍，抵圣散去芍药加炮姜、茯苓，多汗加乌梅，慎不可用浮麦，伤胃耗气。杏仁腻滑作泻，乌药五味酸收，皆能阻滞恶露也。

4. 三审

凡诊新产妇：先审少腹痛与不痛，以征恶露之有无；次审大便通与不通，以征津液之盛衰；再审乳汁行与不行及饮食多少，以征胃气之充馁。必先审此三者，以脉参证，以证合脉。脉证相符，虽异寻常，治之必愈。脉证相反，纵无危候，必多变端。即如产后恶露，常以弥月为期，然间有六七朝即愈净者，亦未可以概论也。此虽产母禀质不同，而胎之所禀亦异。如胎息壮盛，则气血尽归其子，瘀血自少。胎息孱弱，则气血涵养有余，瘀血必多。亦有产时去少，产后必多，势使然也。曾见一妇艰产异常，三朝下一血块，大小形色与茄无异，此后绝无瘀血，惟小便如皂荚汁，少腹亦无痛楚，良由艰产过伤子宫，关闸废弛，不能收敛，故其块得下。俗名儿枕者，是也。产后血脱津伤，大便自应艰涩，每至五七日始通，其有发热语，脉滑实者，又当急攻，以救津液。若兼少腹硬痛，又当破瘀为先。产后三朝，每有寒热蒸乳，寒热后乳汁大行。如无寒热而乳汁充者，气血旺也。若不寒热，无乳汁，此营卫不调，急宜内补建中汤调之，竟有寒热骨蒸而为蓐劳矣。

（1）内补建中汤：治产后血虚，虚羸不足，腹中刺痛，少腹中急，或感寒热。

（2）桂枝汤：桂枝易肉桂，加当归二钱、胶饴六钱。

5. 呕吐

呕吐恶露不行，二陈加当归、蓬术、肉桂、干姜。胸腹胀满，多是伤食，二陈加丁香，不应，加人参、炮姜、泽、茵、藿香，或抵圣散亦佳。如寒，理中汤加藿香，炳意以二陈加厚朴、山楂、姜汁、竹茹最妥。

6. 呃逆

呃逆者，胃寒所致。产后气血俱虚，风冷搏气而逆上，乃胃气虚寒之极，最为恶候。理中加丁香，古方以丁香、豆蔻、伏龙肝为末（伏龙肝只可煎汤不可研末），用桃仁、吴茱萸煎汤调下一钱，服两次，不应，急投参、附，迟则不救。

7. 谵语

谵语多有血滞，亦有血虚着风而痰郁者。然不可专以痰论，亦不可专为血逆。其发谵语，必脉大有力，始与证合，而又非产后所宜，故多难治。去血少者血滞也，实则桃仁承气汤，下瘀血汤，虚则龙齿清魂散，或四乌汤用赤芍、归尾，加桃仁、姜汁。去血多者血虚也，血虚则心神失守，故语，必先养血，当归内补建中汤、当归芍药散、胶艾汤，选用。慎勿用参、术峻补。着风兼痰郁者，心经虚，故风痰客之，导痰汤加钩藤、薄荷，又方益母草为末，薄荷为丸，童便服之，专治善后语。

8. 如见鬼神

产后伤耗血脉，心气虚则败血停积，上干于心，遂至①心中烦躁，卧起不安，如见鬼神。言语颠错，误作风治，必殆。虚则四物汤换生地加桂心、炮姜、生蒲黄、石菖蒲，实则四乌汤加川连，煎成入龙脑一捻，服后得睡则安。心悸恍惚，语言错乱者，《千金》远志汤。如内虚败血攻心狂言乱语者，龙齿清魂散。瘀积不行、腹胀喘急者，急用下瘀血汤攻之，庶或可救，稍迟必难挽回。此证多有心脾血少者，宜八珍加炮姜，则痰清神自安矣。

9. 不语

产后不语，多因停积败血，闭于心窍，故神志不清，严氏清魂散加苏木、丹参。若因心肾气虚，而不能通于舌，则舌强不语，辰硝七珍散，或人参、石菖蒲等分，不时煎服。肾虚风热，地黄饮子。肝木太过，柴胡清肝散，或小柴胡加钩藤。脾受木侮，六君子加升麻、钩藤。气血俱虚，八珍汤加菖蒲、远志，不应，独参汤加热附子一片，峻补其气，而血自生，若竟用血药，则误矣。

10. 发痉

产后发痉，因去血过多，元气亏极，或外邪相搏，或阴火内动所致。故伤寒汗下过多，溃疡脓血大泄，多患此症，须大补气血，或保无虞。若作风邪，攻之必死。其症牙关紧闭，腰背反张，四肢抽搐，两目连札，十全大补汤，有汗加炮姜，多汗加熟附子，

---

① 至：当作"致"。

不应，再加姜附倍人参，多服始应。若汗拭不及，两手摸空者，不治。

11. 寒热

产后下血过多，寒热而小腹不痛者，此营卫亏损，阴阳不和，属虚，增损四物汤。若恶露未净，伤滞胞络，寒热而小腹痛者，属实。轻则四乌汤，重则醋煎丸。产后卧不如法，败血流入经络骨节间，寒热腰股肿热，痛不可拊，《局方》调经散。有食消食，头痛骨疼寒热者，外感风寒也，参苏饮、增损柴胡汤、柴胡四物汤，选用。或兼泻及吐者，五积散。胸膈饱闷，前后心痛寒热者，伤气与食也，指迷七气汤。虚人，《局方》七气合沉香降气散。如饱满寒热，兼腹痛腰疼者，四乌汤。热而不寒，胸烦自汗，与大病后虚烦相似，此去血过多，血虚生热也，逍遥散。若脐下热，非熟地不能治。如大热必用炮姜，日晡转甚者，非柴胡不能治，不应，必用肉桂。

12. 中风

产后类中风证，大多血虚，非真中也。或挟风，或挟痰，或挟气，症虽不一，治法莫要于行血，芎归汤加荆芥穗、黑豆酒煎服，亦治角弓反张，手足瘛疭，脉来虚得者。如血晕四肢强直，芎归汤加童便，或用荆芥穗微焙为末，豆淋酒调下二钱，或童便服之。口噤则挟齿灌之，断嚷灌入鼻中，即苏。手足瘫痪，败血入经络也，用五积散。又有形盛气虚，产后痿废不起者，但当补气药中，兼行气为主，朝用香砂六君子，暮用越鞠丸，久服自效。

13. 咳嗽

产后咳嗽，多因腠理不密，外邪所感而致。若因风寒所感，桔梗汤加葱白、香豉、生姜或小建中汤。虚用异功散去术，加山药、细辛、桂枝。阴虚兼感客邪者，六味丸，去萸加桂枝、细辛。阴虚水不制火而嗽，六味丸加麦冬、五味。干咳内热不寒，桔梗汤加葳蕤、麦冬、丹皮、蜜煎姜橘之类。盖产后干咳有乳者，尚可医治；无乳者，气血已虚，最易成劳。

14. 喘

产后喘而痰声大作，此痰患肺金也。豁其痰，喘自定。风则《金匮》旋覆花汤加甘草、桔梗；恶露未净，加炮姜、丹参；有食加厚朴、陈皮。不嗽而喘，此肺为火迫，乃真喘也，难治。若肺虚热，生脉散为主药。肺胃气虚，异功散加桔梗；兼外邪，加细辛；中气虚寒，前方加炮姜、肉桂；阳气虚脱，更加附子。肾虚不能纳气归元，都气丸作汤，送灵砂丹，兼气虚者，与异功散兼进。大抵产后发喘加以脉之虚大急疾，皆不可治。

15. 瘛疭

产后阴血去多，阳火炽盛，筋失营养，虚极生风而成此症。若见唇青肉冷汗出，目眩神昏，命在须臾，四君子加芎、归、丹皮、钩藤。盖血生于至阴，至阴者脾土也。若肝经血虚，逍遥散加钩藤。阳气虚败，十全大补汤加姜、附、钩藤勾。《经》云：脾之荣在唇，心之液为汗。若心脾二脏虚极，而唇白多汗，急用参附救之。若无力抽搐，戴眼反折，汗出如珠不流者，皆不可治。

16. 颤振

产后颤振，乃气血亏损、虚火益盛而生风也，切不可以风为治，急用十全大补，温补气血为主。如小产后，半身肉颤，半身汗出，亦宜上法。若产后不省人事，口吐涎沫而颤振，或瘛疭者，当归补血汤加荆芥穗，豆淋酒煎服。妇人胎前产后，颤振瘛疭，逍遥、归脾、小柴胡、补中皆可选用。

17. 伤风

产后伤风，须问恶露净否。若未净而小腹疼痛者，以行血理气为先，《金匮》旋覆花汤、四乌汤选用。若恶露已净，小腹不疼，但身热足冷头痛，自汗咳嗽，黄芪建中汤，头重者香苏饮散。若风寒并伤，营卫俱病，遍体痛，无汗，败毒散。虚甚着风者，不可发散，逍遥去术加桂枝，得效虽迟，亦无失也。

18. 伤寒

产后伤寒，不可遽用小柴胡。盖有黄芩在内，停滞恶露也，宜小建中汤增损柴胡汤。时疫，柴胡四物汤、香苏散。伏气发温，葱白香豉汤。感冒气食，香苏散。产后得热病，四肢暖而脉息和平者生，四肢冷而脉沉涩，烦热甚而脉洪盛者，皆死证也。

19. 疟

产后疟疾，在初产时绝少，即胎前久疟，纠缠产后，里气通达，无不霍然。间有微寒微热不止者，此卫气向虚，营血骤伤之故。但与内补当归建中汤，热多倍芍药，寒多加黄芪。夜发一倍当归，三倍黄芪。不应，加生何首乌。虚热不止，大便不实，加炮姜、茯苓。恶露不行，小腹结痛，另用炮黑山楂，熬枯黑糖伏龙肝汤煎服。或有产后一月半月，或犯风暑而疟，小柴胡、补中益气选用。风加羌活、紫苏，暑加香薷、厚朴，随症裁酌。但黄芩苦寒，无论恶露净与未净，皆非所宜也。

炳按：黄芩最宜安胎，能清胎火，产后本非所宜，若不能已而用之，必用陈酒浸一时，炒透，须见时邪肺热者，庶可用。

20. 痢

产后下痢有三：一者因胎前患痢，产后不止，昔人以为七日必死之候。若元气未败，脉有胃气，可进粥食者，伏龙肝汤、丸随症加减，间有得生者。一者因产后脐腹受冷，饮食不化，腹痛恶露不行，理中汤为主，白加吴萸、木香，赤加桂心、茯苓。一者因产后误食生冷，或临产过度，产后泄泻下痢。亦宜理中汤，白加枳实、茯苓、厚朴、木香，赤加香附、炮楂熬糖，虚加人参、肉桂。间有热痢下重，白头翁加甘草阿胶汤清理之。恶露已净，痢久不止，腹痛后重，补中益气升举之。大抵产后下痢，惟宜顾虑元神，调和气血，则积滞自下，恶露自行。非若妊娠之有胎息，难于照顾也。

21. 蓐劳

蓐劳者，因产理不顺，疲极筋力，忧劳思虑，或将养失宜，虚风客之，致令虚羸喘乏，寒热如疟，百节烦疼，头痛自汗，肢体倦怠，咳嗽痰逆，腹中后刺，当扶正气为主，六君子加当归。若脾肺气虚，咳嗽口干，异功散加麦冬、五味。气虚头晕，补中益气倍当归、黄芪。肝经血虚，肢体作痛，四物汤加参、苓、术、桂。肝肾虚弱，自汗盗汗，寒热往来，六味丸加五味子。脾虚血弱，腹痛月经不调，归脾汤倍木香。血虚有热，增损柴胡汤。骨蒸劳热，嗽痰有红者，异功散去术，加山药、丹皮、五味子、阿胶、童便。热而无痰，干嗽，逍遥散用蜜煎姜橘、蜜蒸白术。产后虚损，不时寒热，或经一二载，元神不复，用事不转，先与《千金》当归芍药汤，后与乌骨鸡丸调补。大抵此症多因脾胃虚弱，饮食减少，以致疲惫而成，当补脾胃，进饮食，则诸脏有所倚赖，病自愈矣。

临证秘传——砚香识要

蔡兆芝 著

王春艳 校注

目录①

① 注：目录原无，据正文补。

临證秘傳　　　　　　　　　　砚香黙識<small>時年七十三歲</small>
　　　　　　　　　　　　　　　　　　<small>病後愚述</small>

望聞问切總論

大抵醫之視疾也貴乎精詳而人之向醫也尤宜
明述故古人視病必以望聞問切居其先乃良術也
蓋望者觀也觀其氣色以別其病之有無也净者
乾也聽其聲音以察其病之輕重也問者叩也叩
其源曲以思其病之淺深也切者捫也按其脈理

临证秘传，砚香默识，时年七十三岁，病后略述。

望闻问切总论

大抵医之视症，贵乎精详。而人之问医，尤宜明述。故古人视病，必以望、闻、问、切为先，乃良术也。盖望者观也，观其气色，以别其病之有无也。闻者听也，听其声音，以察其病之轻重也。问者叩也，叩其源由，以思其病之浅深也。切者按也，按其脉理，

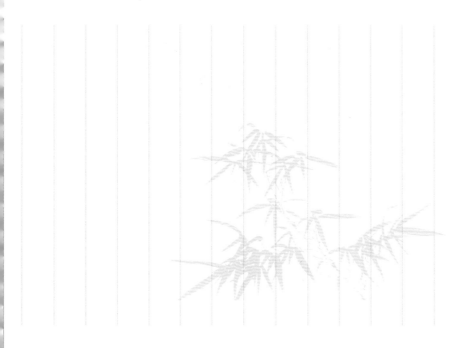

以决其病之安危也第古人立方与今人無異而今

人治法与古人畧殊所以左所云醫南初二篇述

其夫暑来云析其粗微芝不辞僧越安立科條聊为粗

盲椎其道守此意持尋弗替如有未盡之處

衿為增損繁陳成業唯在左以待也

第一條望氣色

精氣神三者乃人生大寶精神旺則氣体充形褪

面色夫圓一坠而知也故臨證之初先觀其氣色

其後察其病情盖色者顯呈於外氣者蘊藏於中

氣旺則色明氣衰則色晦色明則安益無悪病

自高生色臨則凜然不舒病因呈高起先之氣色

清爽雖重六輕氣色青厌雖輕六重當細觀之

而神明可驗矣

凡到病家看重症惟看病人之色而且坐

以决其病之安危也。第古人立方，与今人无异。而今人治法，与古人略殊。所以古所云望闻问切，亦第述其大略，未尝析其精微。芝不辞僭越，妄立科条，聊为秘旨。惟冀遵守此言，持寻弗替。如有未尽之处，祈为增损。集腋成裘，虚左以待也。

望诊篇①

第一条　望气色

精气神三者，乃人生之大宝。精神旺则气体充。形于面色，夫固一望而知者也。故临证之初，必先观其气色，然后察其病情。盖色者显呈于外，气者蕴蓄于中。气旺则色明，气衰则色晦。色明则安然无恙，病何自而生；色晦则凛然不舒，病因是而起。究之气色清爽，虽重亦轻，气色青灰，虽轻亦重。当细观之，而神明可验矣。

凡到病家看重症，不惟看病人之色，而且望

---

① 望诊篇：原文无，根据文义，全篇当分为望诊、闻诊、问诊、切诊四个部分。最后一个部分出现脉诊篇，故当补为望诊篇、闻诊篇、问诊篇。

主人之氣色如何色瞭夭玄色臨若山色黑者危

此症由於脫力若膚目俱黃為脾之真顏色
黃。年久不瘥

浮而黃屬風邪若淡黃帶青四肢無力殺日采兒

色黃如槁皮乃為無益若雨白而黃属氣之虛如

蓋黃属中央戊己土乃脾經之正色也故黃如

第二條望面黃

屬試屬鯨

曰黃癉病黃而光者為陽黃黃而晦者為陰黃

陰黃若深黃色潤脆眼氣粗者脾囊失運名（俗云）

回食傷黃若面黃形瘦為芳頸傷脾名回胱

刀黃者黃中世下黑者為勾傷黃中帶白者為

外傷後之黃為明潤者吉黃而晦帶為山燥

黃中帶者不治惟有黃色而無雜色者普

隨症而洽然後以健脾利混為君

主人之气色如何。色亮者吉，色晦者凶，色黑者危，屡试屡验。

第二条　望面黄

盖黄属中央戊己土，乃脾经之正色也，故黄如土色。黄如橘皮，乃为无恙。若面白而黄为气虚，面浮而黄为风邪。若淡黄带青，四肢无力，阴虚夹湿，名曰采花黄（此症由于脱力年久不瘥）。若肤目俱黄，为脾虚湿阻，名曰黄疸病。黄而色亮者为阳黄，黄而色晦者为阴黄。若深黄色润，脘胀气粗，为脾虚失运，俗云食伤黄是也。若面黄形瘦，为劳顿伤脾，俗云脱力黄是也。若黄中带黑者为内伤，黄中带白者为外伤。总之，黄而明润者吉，黄而晦滞者凶，黄中带黑者不治。惟有黄色而无杂色者，当随症而治之，总以健脾利湿为君。

第三條坐面赤

蓋赤屬南方而丁火乃心經之正色也故頤擷如

丹為榮華而氣眵面如凝豬為貧賤而況瘀赤

而正色者雖病六賊赤而雜者雛輕六重若赤

中帶白為肺君伏熱也赤中帶青為肝火上發

也赤中帶黑為腎鬱火熾也赤中帶黃為脾經濕

大也惟面赤油亮自汗津~為瓶邪內熾為尼瘟

也面赤灰漿氣促延~為氣息歸元乃不治也心

上諸癥能飲食者言不食為凶在臨診時別之

第四條坐面青

青屬東方甲乙木乃肝之本色也~而上氣色慘

青大忌無病之人面青不宜有病者更

剋若青中帶紅為木能生火相生者吉見復轉

白為金反魁木相剋者凶非春青常紫者肝脾

第三条　望面赤

盖赤属南方丙丁火，乃心经之正色也，故颜如握丹，为荣华而气旺。面如凝赭，为贫贱而沉疴。赤而正色者，虽病亦轻；赤而杂色者，虽轻亦重。若赤中带白，为肺虚伏热也；赤中带青，为肝火上炎也；赤中带黑，为肾亏火炽也；赤中带黄，为脾经湿火也。惟面赤油亮，自汗津津，为热邪内炽，乃危症也。面赤灰炽，气促延延，为气不归元，乃不治也。以上诸症，能食为吉，不食为凶，在临诊时别之。

第四条　望面青

青属东方甲乙木，乃肝之本色也。然面上气色惟青大忌。无病之人，面青不宜；有病之人，面青更剧。若青中带红，为木能生火，相生者吉；青复转白，为金反克木，相克者凶。惟唇青带紫者，肝脾

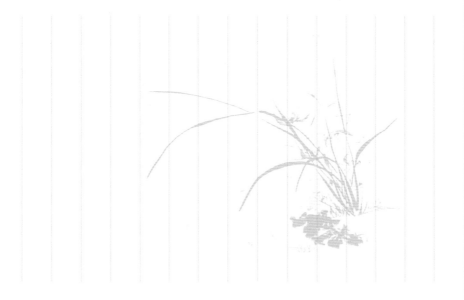

上海蔡氏妇科历代家藏医著集成

临证秘传——砚香识要

兩傷○鼻青面黑者○氣陰俱竭○面青黃里者○
不治○面青而赤者不治○强之青而明潤者尚○
可調治○青而晦滯者○百不一生○故諺病而可○
以見青色也○

一第五條里面白○

白屬西方庚辛金○於卦為巽○於時為秋○於臟為○
肺○亦彥正色○故面白而色亮者○氣血充足也○面白○

為色枯者○津液不足也○面白而膚薄者○氣分虛也○
面白而無神者○血分虛也○若面白而額紅為水火刑○
金○面白而帶里者○若金不生水○面白轉黃土虧○
生金為吉○面白轉青金反剋木為凶○

第六條里面黑○

里屬北方壬癸水○在卦為坎○在時為冬○於腎之本○
色也○惟里而光亮者○陰谷足也○里而晦滯者○陰虧○

两伤；鼻青面黑者，气阴俱竭；面青齿黑者，不治；面青目赤者，不治。总之，青而明润者，尚可调治，青而晦滞者，百不一生。故诸病不可以见青色也。

第五条　望面白

白属西方庚辛金，于卦为巽，于时为秋，于脏为肺，亦为正色。故面白而色亮者，气血充足也；面白而色枯者，津液不足也；面白而肤薄者，气分虚也；面白而无神者，血分亏也。若面白而颧红，为木火刑金；面白而带黑，为金不生水；第面白转黄，土能生金为吉；面白转青，金反克木为凶。

第六条　望面黑

黑属北方壬癸水，在卦为坎，在时为冬，乃肾之本色也。惟黑而光亮者，阴分足也；黑而灰滞者，阴分色也。若鼻黑者脾绝之候，润黑者属肝绝之病，而以类推。盖黑属寒水之象，黑枯枯似寒，六脉居黑不可不辨。黑而夭色红润者属阳热，黑而夭色青灰者属冷寒。阳热可治，冷寒难医。在临诊时化而裁之，变而通之，不可拘执一定也。

第七条　望坐卧动静

凡病人形像视其外貌，已可知其病情，故坐卧

动静之间吉凶可辨。若偃卧忽坐，神志不宁者，寒热相搏也。体重难以伸吟，昔痛为阴肉伏也。骨节酸楚而不能坐者，风邪脉络也，腑肋逆痛而不得坐者，气壅不舒也。咳嗽倦嗽昼夜撷坐者，肺气不净也。腹胀气闷，但坐不眠者，氛石和也。又有身热咳嗽以平卧者，气机阻滞也。神芸若紫目颤嗒卧安，却起煙心，体痛而不

虚也。若鼻黑，为脾经之病；颧黑，为肝经之病；可以类推。盖黑为寒水之象，而热极似寒亦能为黑，不可不知。惟黑而皮色红润者为阳热，黑而皮色青灰者为阴寒。阳热可治，阴寒难医。在临诊时化而裁之，变而通之，不可拘于一定也。

第七条　望坐卧动静

凡病人形体，观其外貌，已可知其病情，故坐卧动静之间，吉凶可验。若体轻忽坐，神志不安者，寒热相抟也；体重难坐，呻吟骨痛者，风湿内伏也；骨节酸楚而不能坐者，风邪袭络也；胁肋迸痛而不得坐者，气郁不舒也；咳嗽痰哮，昼夜抚坐者，肺气不降也；脘胀气闷，但坐不眠者，胃气不和也。又有身热咳嗽，难以平卧者，气机阻滞也；神志若蒙，目瞑嗜卧者，邪热熏心也。体痛而不

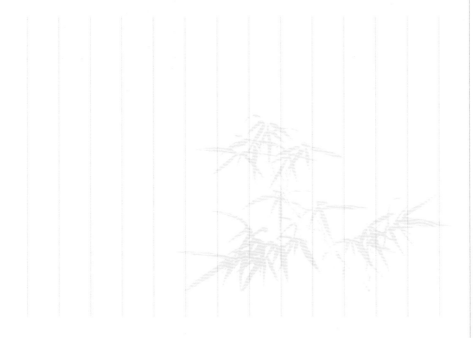

重而股能動神清無热者湿中之也股痙身摇尖
热動肝陽也揚手擲足者势入厥陰也又有外静
而神清热势不甚矣邪猶车毒也似静而神閣者邪
壯盛者邪將入裡也素煩而急静口中渴飲者邪已
伏矣神痰而似静胸中慣悶者病將起矣静而
面赤热猶未威邪欲外泄也静而两手青正不瞑
邪已僁傳裡也由症切脈而決升沉

從卧四股痠痛為風邪帶遏經脉不舒也身
重而常欲卧四股痠痛又難運者湿布濕帶
湿熱不滖也向外而卧者屬陽重东能輕向裡
而卧者屬陰輕者軽侧卧股捲束其病㧑浅
挺卧而体直者其病最危又有當動神煩四股
不仁名風邪内伏也不動神倦四股不收名湿邪困
蘊也股痛两身不動神氣不語名風中之体

七

能卧，四肢酸痛者，风邪郁遏，络滞不舒也；身重而常欲卧，四肢难运者，湿邪阻滞，郁热不泄也。向外而卧者属阳，重者能轻；向里而卧者属阴，轻者转重；侧卧而肢卷^①者，其病犹浅；挺卧而体直者，其病最危。又有妄动神烦，四肢不仁者，风邪内伏也；不动神倦，四肢不收者，湿邪内蕴也；肢痛而身不动，神昏不语者，风中之也；体重而肢能动，神清无热者，湿中之也；肢瘈身摇者，热动肝阳也；扬手掷足者，热入厥阴也；又有外静而神清，热势不甚者，邪犹在表也；似静而神浊，热邪壮盛者，邪将入里也。素烦而忽静，口中渴饮者，邪已伏矣；神呆而似静，胸中懊恼者，病将起矣；静而面赤者，热犹未盛，邪欲外泄也；静而面青者，正不胜邪，邪已传里也。由症切脉，可决升沉。

① 卷：疑作"蜷"。

凡在去診之時必先審其坐臥動靜而在就診
之疾尤必審其步履安危惟於病人方入門庭
遠審其神明近玩其氣色復覦其舉步武如
精神充足行步輕捷安恙無羔其病必輕武如
委靡不正履蹣跚恨危殆莫定其病必重
而在婦女近築身立未坐之時必須留心觀
察探其形神見其腹大趨西者非胎即瘕

見其脘悶手搐者非痛即腹頭痛絹包首
非風即寒目赤羞明者非火即挑恄側重
者尝是腰瘦身曲而行者必鑿腹痛惟素診
之常靜以察之些後问其病原由症令脈其
啟如神百不失一笑
第八條重耳
蓋腎氣通於耳以腎為作强之官技巧所出故

八

凡在出诊之时，必先望其坐卧动静，而在就诊之候，尤必望其步履安危，惟于病人方入门庭，远望其神明，近观其气色，复窥其举步。如精神充足，行步轻松，安然无恙，其病必轻。或委靡不正，履蹈惟艰，危然莫定，其病必重。而在妇女近案，身立未坐之时，必须留心观察，探其形神：见其腹大起凸者，非胎即臌；见其脘闷手掩者，非痛即胀；头痛绢包者，非风即寒；目赤羞明者，非火即热；体侧而走者，定是腰酸；身曲而行者，必然腹痛。惟于未诊之前，静以察之，然后问其病源，由症合脉，其效如神，百不失一矣。

第八条　望耳

盖肾气通于耳，以肾为作强之官，技巧所出。故

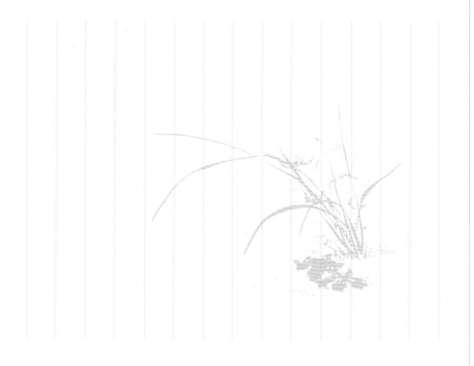

开窍於耳。而聪思聰也。凡耳白於面者非富
即贵耳黑於面者非贫即夭。听官高肾气
之高肾气之有餘也。耳低者其肾气低肾气
之不足也。推之风火上炎则生耳雍。湿热内蔵
则起耳疮。肝盛则耳鳴。气盛则耳聋。孕三月
養甚微故畧述之

第九条望目

肝开窍於目。以目者火户常用则火無出漏。
時开不合则火之内爏故目赤。风火上炎也。目眥
煮心火内蔵也。肝陽盛则兩目眵花。肾陰竭则枯
目散光血盛左目不明。寒重者目自流。又有目瞤
譫語者。邪内蔵也目大。視陰不為伏也。惟目红
烦尚为贅热不輕可治。非洽目窠直視者险君
邪惡不輕陰痓也不治走多。

九

开窍于耳，而听思聪也。凡耳白于面者，非富即贵；耳黑于面者，非贫即夭。所以耳高者，其肾亦高，肾气之有余也；耳低者，其肾亦低，肾气之不足也。推之风火上炎，则生耳疖；湿热内炽，则其耳疔；肝虚则耳鸣；气虚则耳聋。耳之为恙甚微，故略述之。

第九条　望目

肝开窍于目，以目为火户，常闭不开，则火无出泄，时开不合，则火亦内燔。故目赤者风火上炎也。目翳者，心火内炽也。肝阳虚则两目昏花，肾阴竭则两目散光。血虚者目不明，寒重者目自泪。又有目瞑谵语，热邪内炽也。目大熟视，阴寒内伏也。惟目红烦闷，为郁热不宣，乃阳热也，可以调治；目窜直视，为阴虚邪恋，乃阴证也，不治者多。

右页：

第十條望口

脾氣通於口。五味出焉。故脾氣旺則健運有常。所以得食即化也。脾氣衰則輸化失職。所以食色不甘也。玉栓曰甜為脾熱。口苦為心火。口燥有熾則起。口麻陰分內渴。則生口糜。多兩耳唇脛筥乃。若脾熱其症必危。舌卷舌強乃為心絕其症不治。口閉神昏者凶。口張氣喘者凶。又有口角流涎。

左页：

脾陽不攝青連口角。陽氣不灘。當之宜即栓之

第十一條望鼻

肺氣通於鼻以鼻而肺疾臭氣不知焉。故鼻流清濁。若客氣内窒。鼻塞不通為風邪外襲臭涕下流為鼻淵。玉栓陽旺之鼻

濁為肺漏濁涕甚多

赤陰唐赤鼻青惟氣粗鼻廁病勢必危鼻

第十条 望口

脾气通于口，五味出焉。故脾气旺，则健运有常，所以得食即化也；脾气衰，则输化失职，所以食旨不甘也。至于口甜为脾热；口苦为心火；湿热内炽，则起口疳；阴分内竭，则生口糜（不治者多）。而且唇肿唇焦，乃为脾热，其症必危；舌卷舌强，乃为心绝，其症不治。口闭神浊者凶，口张气喘者亦凶。又有口角流涎，脾阳不摄；青连口角，阳气不潜。望之宜切，按之宜深，不可轻视也。

第十一条 望鼻

肺气通于鼻，以鼻为肺窍，臭香知焉，故鼻流清涕，为寒气内留；鼻塞不通，为风邪外袭；臭液下流，为脑漏；浊涕甚多，为鼻渊。至于阳旺者鼻赤，阴虚者鼻青。惟气粗鼻扇，病势必危。鼻

汗而青黑虚情更剧。鼻煤如烟煤也鼻内燥也鼻冷也

阳气欲绝也擦之时在鼻鼽若倒经做为红汗冷宜清营

鼻渣宜种惇鼻鼽为倒经做为化瘀又有鼻

瘀鼻瘖也另立外科宜甚参之

第十二條望汗

夫汗为心液汗不泄则郁汗太多则溃亡

乃一室之理也所以寐而汗冷在表盗汗晨

而自汗气为卫汗汗不到卿为气不下达未能

贯通汗在上体若邪热内郁未能畅遂送汗发

润病热非热鼻汗如珠疹情更险如汗燥臭

酸是及邪汗三透而热自律病念与汗冷

清赋者是及正临之多而正含衰病将危矣

此仟亦贤所未正故摘其要也

汗面青，症情更剧。鼻煤者热邪内炽也；鼻冷者阳气欲绝也。推之时症，鼻衄为红汗，治宜清营，经停鼻衄为倒经，治当化瘀。又有鼻瘜鼻疮，另立外科，宜并参之。

第十二条　望汗

且汗为心液，汗不泄则邪秘，汗太多则阳亡，乃一定之理也。所以寐而汗冷者为盗汗，清晨而自汗者为虚汗。汗不到脚，为气不下达，未能贯通；汗在上体，为邪热内留，未能畅达。头汗发润，病势非轻；鼻汗如珠，症情更险。如汗暖臭酸，是为邪汗，汗透而热自除，病将愈矣。汗冷滑腻者，是为正汗，汗多而正愈衰，病将危矣。此以前贤所未述，故摘其要也。

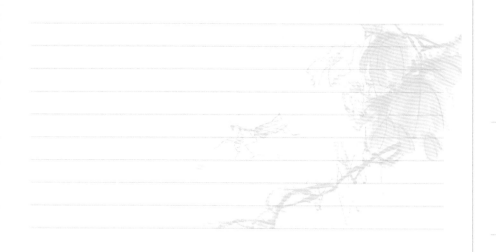

第一條聞聲音

且言為心聲存中發外一聞而可知也故心机則多

言心急妄言心煩則狂詞心乱棚言而且热者其

穀髙寒者其穀低危者其言微實者其言壯

其言音有病無病也豈其矣若病者音重

俗脾経感也声音暴厲肝経火旺也声音重

怯肺氣不足西声音細小腎氣虚寒也癉多音

噎金實不鳴也氣浅音嘶金意不鳴也緊三声

陽而氣壯者病轻而易愈其害伬两氣怯者病重

而雅醫此其大畧也如有他病當参考之

凡人之声音男則貴乎大女則貴乎温柔

故形神壮盛声必堂皇軽浮者苦氣弱声微

声必低細厚重者昌声而重实教其音本於丹

田福壽俱金声而响亮其音出於中隹名利

闻诊篇

第一条　闻声音

且言为心声，存中发外，一闻而可知也。故心热则多言，心虚则妄言，心烦则狂言，心乱则胡言。而且热者其声高，寒者其声低，虚者其声微，实者其声壮。闻其声音，有病无病已显然矣。若病者声音重俗，脾经热盛也；声音暴历，肝经火旺也；声音虚怯，肺气不足也；声音细小，肾气虚寒也。痰多音哑，金实不鸣也；气浅音嘶，金虚不鸣也。总之，其声扬而气壮者，病轻而易治；其声阴而气怯者，病重而难医。此其大略也，如有他疾，当参考之。

凡人之声音，男则贵乎高大，女则贵乎温柔。故形神壮盛，声必堂皇，轻浮者苦。气体虚微，声必低细。厚重者昌，声而重实者，其音本于丹田，福寿俱全。声而响亮者，其音出于中焦，名利

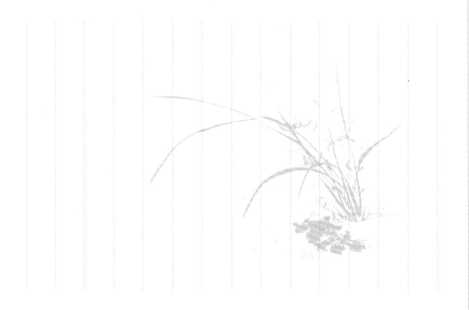

無得声高轻浮其音出於舌根随口而出人情
必護其声而始轻後重其音深長者爲肾氣
有钱

非富即壽声而始大後小其音短促者非貧即
天要之言宜渾厚渾厚者爲吉不宜刻薄
刻薄者終凶人於言語之間可不慎欤

第二條闻咳嗽嗽多

嘗思有声無痰曰咳有痰無痰曰嗽有声有
痰

痰曰咳嗽以脾爲生痰之源肺爲贮痰之器
故因咳為嗽者治在肺因痰而嗽者治在脾
治痰不治脾非其治也此咳嗽有虚实之分痰有
寒热之愚陰声而嗽者必氣怯骨蒸
必氣粗壮热如頭痛鼻寒而嗽者爲風痰
脘闷口膩而嗽者爲湿痰肺金受之爲生痰
唇燥而渴肾水泛而爲痰則痰厚而喉唆

兼得；声而清滑，其音出于舌根（随口而出，其声无根），人情必薄。声而始轻后重，其音深长者，为肾气有余，非富即寿；声而始大后小，其音短促者，非贫即夭。要之言宜浑厚，浑厚者必吉，不宜刻薄，刻薄者终凶。人于言语之间，可不慎欤？

第二条　闻咳嗽痰多

尝思有声无痰曰咳，有痰无声曰嗽，有声有痰曰咳嗽。以脾为生痰之源，肺为贮痰之器。故因咳而痰者，治在肺；因痰而咳者，治在脾，治痰而不治脾，非其治也。然嗽有虚实之分，痰有寒热之异。阴虚而嗽者，必气怯骨蒸，邪实而嗽者，必气粗寒热。如头胀鼻塞而嗽者为风痰；脘闷口腻而嗽者，为湿痰。肺金受寒而生痰，则痰薄而冷；肾虚水泛而为痰，则痰厚而坚。咳

咳而胸痛者肺氣不宣也。咳嗽而嘔吐者胃氣

不和也。咳嗽而頭痛者風卯外襲也。咳嗽而音

啞者热煉肺金也。其餘症情條到接後。

第三條喘氣喘咳嗽

蓋肺主氣。氣肺氣不和則斂藏失職腎主納氣。

腎氣不足。則喘納無權。所以氣不歸源痰涎

壅盛哮喘並作也。有當俚而不能卧者急宜

降氣化痰。有痰喘而不能進食。宜宣豁痰

以和胃。若喘為善。嗽者氣猶可通。高可以流作

喘而咳者氣無可咲。其症以危若。無有声無

痰其氣短促无名氣喘有痰有痰其氣壯

痰盛名痰喘之猶可生。喘為雅仍但因拉而

哮之痰少而氣滿得喹即發。因甜而哮而

多而氣和食甜即生。因風而哮如痰層淡氣

三

嗽而胁痛者，肺气不宣也；咳嗽而呕吐者，胃气不和也；咳嗽而头疼者，风邪外袭也；咳嗽而音哑者，热烁肺金也。其余症情，条列于后。

第三条　闻气喘痰哮

盖肺主出气，肺气不和，则敛藏失职。肾主纳气，肾气不足，则摄纳无权，所以气不归源，痰涎壅盛，哮喘并作也。有喘促而不能卧者，急宜降气化痰，有痰哮而不能进食，急宜豁痰以和胃。若喘而兼嗽者，气犹可通，尚可以治。惟喘而不咳者，气无可泄，其症必危。若有声无痰，其气短促者，名气喘；有痰有声，其气壮盛者，名痰哮。哮犹可生，喘为难治。但因盐而哮者，痰少而气浅，得盐即发；因甜而哮者，痰多而气粗，食甜即生；因风而哮者，痰薄而气

痛。因寒而嗳。嗳暖清而气促。因实而嗳而嗳气短而

厚而气促。因虚而嗳短而气怯嗳而青

以令面红股温者为实端而体热者之上而胃病自

津者不渴其余诸症不必赘言

第四条闻呕吐

盖实有声无物曰呕有物者曰吐有声有

物名曰呕吐。呕重于吐。以呕则先伤胃气而

不外达也吐则在中有浅深之别。轻于呕。那有

出路也如食呕不止则胃受那气隔而退

而呕自隆也狂吐不休则胃气升而逆

渴而吐也自止也若呕吐酸水则肝胃不和呕吐痰

涎。则胃受寒。呕吐涎物则食伤中脘

痛则肝怒伤脾教食入即吐去甚也食已而吐去

高；因寒而哮者，痰清而气促；因实而喘者，痰厚而气盛；因虚而喘者，痰少而气怯。喘而口合面红肢温为吉，喘而口开面青肢冷者凶。喘而体热蒸蒸者可治，喘而自汗津津者不治。其余诸症，不必赘言。

第四条　闻呕吐

盖闻有声无物曰呕，有物无声曰吐，有声有物名曰呕吐。然呕重于吐，以呕则先伤胃气，邪不外达也。吐轻于呕，以吐中有发散之意，邪有出路也。如干呕不止，则胃气虚而邪易陷。热退而呕自除也。狂吐不休，则胃液亏而湿已祛。口渴而吐自止也。若呕吐酸水，则肝胃不和；呕吐痰涎，则肺胃受寒；呕吐浊物，则夹食伤中；呕吐脘痛，则郁怒伤肝。故食入即吐者热也；食已而吐者

上海蔡氏妇科历代家藏医著集成　临证秘传——砚香识要

寒也呕出蛜而胃中实极也吐死蛜者胃中虚寒也妊娠与特郁不在此例

第五條病呃噦

蓋者氣逆有升無降也噦者氣稀以肺氣不藏則升降失职肾氣不纳則统摄無

無柂嘔呃噦上由於肺肺胸臆已題盆臭與呃噦有

三焦之分淺深之異若呃而音亮其声短揚去

出於上焦呃而音深其声重俗名呃中焦呃而音低其声深音氣怯而出於下焦呃稀復不

气面红鱼一嗽在去呃而連声不絕而青珠汗去

危見病之呃其重於此也

凡人身之枢機喘与呃最為危險盖喘則肺氣不降出入失敛藏之職呃則懷噤氣不纳

陰陽失氣化之機氣怫瞆也若脈教有神氣

寒也；吐生蛔者胃中实热也；吐死蛔者胃中虚寒也；妊娠与时邪不在此例。

第五条　闻呃哕

盖呃者气逆，有升无降也。哕者气郁，能出不纳也。以肺气不藏则升降失职，肾气不纳则统摄无权，此呃哕之由于肺肾两亏已显然矣。然呃哕有三焦之分，浅深之异。若呃而音浅，其声清扬者，出于上焦；呃而音深，其声重俗者，出于中焦；呃而音低，其声气怯者，出于下焦。总之，呃而稀微不急，面红兼嗽者，吉；呃而连声不绝，面青珠汗者，危。凡病之中，莫重于此也。

凡人身之病，惟喘与呃，最为危险。盖喘则肺气不降，出入失敛藏之职，气已衰也。呃则肾气不纳，阴阳失气化之机，气将脱也。若脉数有神，气

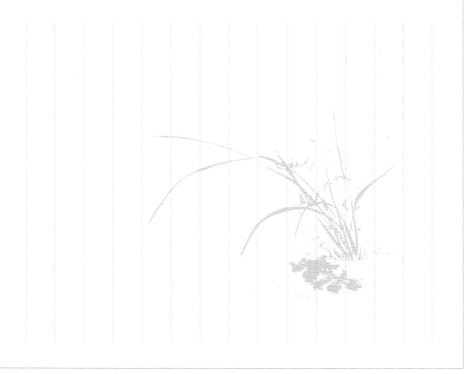

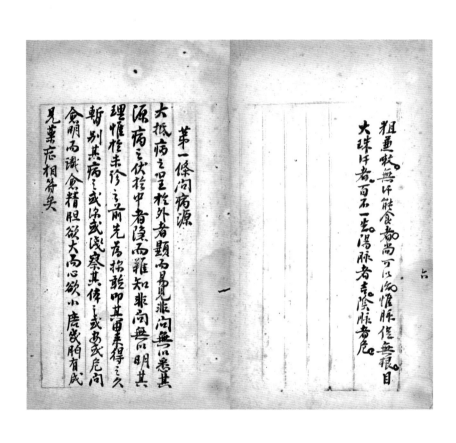

粗通歃無汗能食者尚可治而惟脈促無痕目

大珠汗者百不一生陽脈者吉陰脈者危

右

第一條問病源

大抵病之望於外者顯而易見非問無以悉其

源病之伏於中者隱而難知非問無以明其

理惟惶未診之前先詳按乾卯其來是得之久

斬別其病之或深或淺察其偏之或寒或危問

食明而識食糟胆欲大禹心欲小唐戚胎有戚

見萋疢相符矣

粗兼嗽，无汗能食者，尚可以治。惟脉促无根，目大珠汗者，百不一生。阳脉者吉，阴脉者危。

问诊篇

第一条　问病源

大抵病之呈于外者，显而易见。非问无以悉其源；病之伏于中者，隐而难知，非问无以明其理。惟于未诊之前，先为探听叩其由来，得之久暂，别其病之或深或浅，察其体之或安或危，问愈明而识愈精，胆欲大而心欲小。庶几胸有成见，药症相符矣。

第二條問男子之病

凡男子之病本於心腎左房多由於劳傷右心不少
必先問其謀為心之憂樂如何問其事業身之劳逸
如何再問其起居女室之近否問其動静夜寐之遺
居或或原於七情之未束其本或由於六痰問之
必先其真經積損其師奇盖其氣員其肝者
緩其中損其腎女益其精此為男之論也

第三條問女子之病

自未女子之病兩於七情者肝脾失調由於次弗
者普衡不洽凡在輕年者必先問此女之嫁与未
嫁在中年者必先問其兒之生与不生男且問其
經之正与不正特与不特問其胎之清与不清
痛与不痛如其悪阻則易代和之如其滑胎
則補以固之在處女則含盖不語必細之問之以

第二条　问男子之病

凡男子之病本于心肾者居多，由于劳伤者亦不少。必先问其谋为心之忧乐如何；问其事业身之劳逸如何；而且问其起居女室之近否；问其动静夜寐之遗否。或源于七情，问之必求其本；或由于六疫，问之必究其真。《经》云：损其肺者，益其气；损其肝者，缓其中；损其肾者，益其精；损其心者，和其营卫。此不易之论也。

第三条　问女子之病

自来女子之病，由于七情者，肝脾失调；由于六淫者，营卫不洽。凡在轻年者，必先问其女之嫁与未嫁；在中年者，必先问其儿之生与不生，而且问其经之正与不正，转与不转，问其胸之清与不清，痛与不痛。如其恶阻，则安以和之，如其滑胎，则补以固之。在处女则含羞不语，必细细问之，以

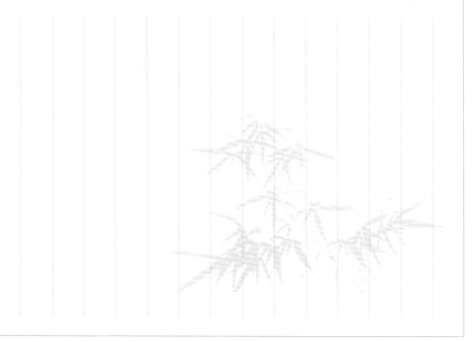

上海蔡氏妇科历代家藏医著集成　临证秘传——砚香识要

弥逢其事在尼毒则开忍雅言必徐问之以善
全其间问不明则必获莫辨尚必精而晓乃可
思故不以问者勇道也

近有名醫但切脉理不问病情自调精通
外之举笔而写之方和平中正唯空之药
清之拳森莫详其病不起

出手右人孔

第四條问男女杂症

凡人身雜症蕴而難知必先问其人素嗜何物
或有食癖即以而嗜之物食之而其即食问其心之
喜吃泽烟若有微验即以喜吃之烟云之察其病
即愈而且问其人之畏柔若如其闻药即畏必平决
之味试之而其畏自降抑且问其人之吐葉啓如其
入葉即吐以花露之香诱之而其吐即止又党问其

弥缝其事；在尼寡则隐忍难言，必徐问之以善全其间。问不明则恼然莫辨，问必精而晓然可思，故必以问为要道也。

近有名医，切脉理不问病情，自诩精通，草草举笔，所写之方和平中正，所定之药清淡无奇。莫辨其经，莫详其病，不亦超出乎古人哉。

第四条　问男女杂病

凡人身杂症，蕴而难知。必先问其人之素嗜何物，或有食癖，即以所嗜之物食之，而其即愈；问其心之喜吃洋烟，若有微验，即以喜吃之烟尝之，而其病即安；而且问其人之畏药否，如其闻药即畏，以平淡之味试之，而其畏自除；抑且问其人之吐药否，如其入药即吐，以花露之香诱之，而其吐即止；又必问其

体之或强或实肯之或寝或痛慎之深与少寐
心之或烦与不烦頭之眩与不眩腰之痠与不痠俱
言男子之病由柆四肾不足养阴为君女子之病
本柆肝脾失调和善为主

第五條問男妇時氣

大抵男妇之病由柆内伤者一定居易由柆外感
者百出不窮内傷至何七情是也外感者何六

淫是也有内伤而無外感治之既易七情而盖一外感
後之甚難况治男之時氣必先問其未病之曾埋
走色房事武有之是居夹阴伤寒其症宣络
女子時氣必先其情病之時曾临月遇不义去通
臨最易投入血室其症必危如男子病亦两同
房日之與阳易女子病瘥而同枕是名阴易之者
但此治之宜慎而且問其多与不善投之

体之或热或寒，肾之或酸或痛；瘄之寐或少寐，心之烦与不烦；头之眩与不眩；腰之酸与不酸。总之，男子之病由于心肾不足，养阴为君；女子之病本于肝脾失调，和营为主。

第五条　问男妇时气

大抵男妇之病由于内伤者，一定不易，由于外感者，百出不穷。内伤者何，七情是也；外感者何，六淫是也。有内伤而无外感，治之犹易。七情而兼外感，治之甚难。凡治男子时气，必先问其未病之前曾经走色否，容或有之，是为夹阴伤寒，其症必重。治女子时气必先问，其将病之时，曾临月迅否，或者适临，最易热入血室，其症必危。若男子病，合而同房，是名"阳易"；女子病痊，而同枕，是名"阴易"。二者俱凶，治之宜慎。而且问其寒之甚与不甚，热之

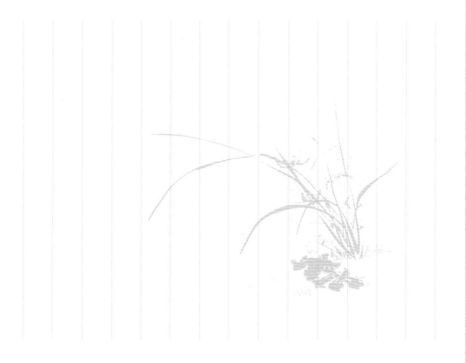

深與不深問其日輕夜重否問其夜靜晝煩亦如
脘悶嘔吐者邪在陽明也防發紅疹咳嗽脇痛
者邪在太陰也將發白疹凡治傷寒而兼時氣
男子與婦人同以時症而兼胎產婦人與男子
異若云治法考諸時氣門亦不贅述

蓋兩時症之由變端莫測或肝火妄升或生冷
傷中或蓄熱不宣或正虛邪陷或熱傷氣分或
熱傷血分或早輕夜重或晝靜暮昏或氣
升脘痛或氣喘不眠忽然而變忽然而亡往往
有此不得不預為防也如驟症不能詳誌多記
數必先與病家說明症情不淺未免變端忽
焉而輕忽焉而重未可料也然宜當心扶列
職症異其謝咎若遇此症不可竟言不了
症必囑轉山為妥以冀回春倘直言不治

深与不深。问其日轻夜重否，问其夜静昼烦否。如脘闷呕吐者，邪在阳明也，防发红疹；咳嗽胁痛者，邪在太阴也，将发白疹。凡治伤寒而兼时气，男子与妇人同。以时症而兼胎产，妇人与男子异。若云治法，考诸时气门，亦不赘述。

　　然而时症之由，变端莫测。或肝火妄升，或生冷伤中，或郁热不宣，或正虚邪陷，或热伤气分，或热伤血分，或早轻夜重，或昼静暮昏，或气升脘痛，或气喘不眠。忽然而变，忽然而亡。往往由此不得，不预为防也。如脉症不符，诸多犯款，必先与病家说明，病情不浅，未免变端，忽焉而轻，忽焉而重，未可料也。总宜当心扶到两难，冀其渐安。若遇此症不可竟言不治症，必写转凶为吉，以冀回春，倘直言不治，

竟致杀辟或有氣体壮威延至三日六催
逃生反受病人責備旁觀咒罵言往之有
此如犯瘛甚多脉痖不符享難施治不浮
不互言相告也

沉手病食之後尤宜養神不可輕忽此若病
未安食慮尔猶病則正上病甲志色势另不
軽武房也机嗜卧或為氣鳴雷青疬

陽脉可尼回生陽痖滄脉雜氏調治又有病
後揮芳太早寧根後生是是為劳滄病後
挟食慮甲立之热又黄是食復病行
過度立名热更保星是為劳滄而男子病
食而行房女子病星是陽易而男子病
两行房男子六病星名滄易此甘隂君之
疬若不調治釀成本元可不慎歟此尚之不

竟然告辞。或有气体壮盛，延至三日，亦能逃生，反受病人责备。旁观妄言往往有此如犯款甚多。脉症不符，实难施治，不得不直言相告也。

况乎病愈之后尤宜养神，不可轻忽也。若病未痊愈，偶尔寻欢，乃是病中走色，势必不轻。或为寒热嗜卧，或为气促神迷，阴证阳脉可以回生，阳证阴脉难以调治。又有病后操劳太早，寒热复生，是为"劳复"；病后夹食伤中，寒热又发，是为"食复"；病后行过度，虚热更深，是为"房劳复"；而且男子病愈而行房，女子即病，是为"阳易"；女子病愈而行房，男子亦病，是为"阴易"。此皆阴虚之症。若不调治，酿成本元，可不慎欤。然问之不

---

① 行：此后疑缺"房"字。

清不是以明其事　要以藥　不對症也　尚之
必細乃可以悉其情也　病雖應藥也
而最難問者婦女之内症　莫預者恐忽不可
輕忽於未甚之前必先視其人之或重武
輕忽其腹之武粗武細推究生之偏於某體之
盈虛為問其年之多少如在廿歲以尚問其婚與
未婚問其經之通否　不通胸之清與不清腹之

痛與不痛如妹在半年之肉武即懷孕江揚
特里玉如月散不符未可說亮程中無過
隨症寫方若其安年紀尚輕身多浮勁武
者受孕未免疑必尤以問其夫之何業笙豪未
知在家出門如其夫久不圍里必細之問明康
其根蒂武有弊端无為圖像以按其慶武其
夫在家得可与脆　玉程房女則更難分明尤

七

清，不足以明其事，所以药不对证也。问其必细，乃可以悉其情，自然病能应药也。

所最难问者妇女之内症，当预为留心，不可轻忽于未坐之前。必先观其人之或重或轻，观其腹之或粗或细。于既坐之候，察其体之盈虚，问其年之多少。如在二十岁以前，问其女之嫁与未嫁；问其经之通与不通；胸之清与不清；腹之痛与不痛。如嫁，在半年之内，或即怀麟，须按时思之，如月数不符，未可说亮，从中无过，随症写方。若其女年纪尚轻，身多浮动，或者受孕，未免疑心，犹必问其夫之何业生意，未知在家出门，如其夫久不回里，必细细问明，原其根蒂，或有弊端，急为图治，以掩其羞。或其夫在家，尽可安胎。至于处女，则更难分明，尤

宜詳審當凱察情由周旋其事一如金女
子之名即則守醫者之功也寓又有償
尼寡婦未便明言問之宜情擬之宜切
有病則西方非病則另就不可率糊塗
誤人大事反致累己也此其至要至三重之通
此事世俗其多故徒述之以附雜後

第一條切脉緫論

且脉彦人之神切脉不精則其神莫辨脉為
身之本切脉不細則其本雜興惟程赤移字
苟先雪其色徒审其藏又向其由與後切脉
心口相脊脉左相對先有感見盖反會通隨
症寫方用無不合矣

第二條切浮沉遲數

宜详审，当熟察情由周旋其事，一则全女子之名节，一则尽医者之功修。又有仆尼寡妇，未便明言，问之宜清，按之宜切。有病则写方，非病则另就，不可草率糊涂，误人大事，反致累己也。此其至要，当三思之。因此事世俗甚多，故继述之以附于后。

脉诊篇

第一条　切脉总论

且脉为人之神，切脉不精，则其神莫辨。脉为身之本，切脉不细，则其本难明。惟于未诊之前，先望其色，继闻其声，又问其由，然后切脉，自然心口相符，脉症相对。先有成见，足以会通，随症写方，用无不合矣。

第二条　切沉浮迟数

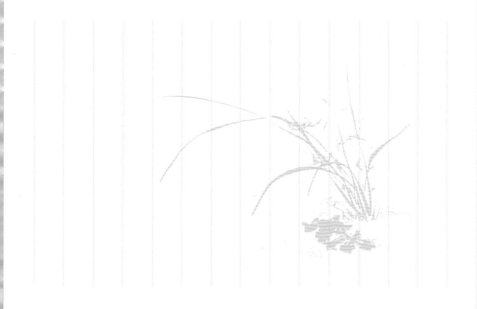

且切脈之時必先揣其脈或沉或浮别其虛實之
脈虛在腑故五臟之病以補為君經云臟宜
補虛也六腑之痛以通為補經云腑宜寫是
也所以遲則為寒数則為熱浮為浮遲為卯在
表也数而沉細在裏師在裏理也浮未有脈理
是以治病会一无有脈理既精而不呈戶病
去脈出醫之視症也切脈為要也

第三條切君實陰陽

夫脈有君實之當陰陽之異不可不細切如脈
形細軟是為君脈經云君脈之君卯補之是也脈形数
大是為實脈經云實則寫之是也脈象浮洪数疾
是為陽脈經云陰症陽脈者生是也脈象君軟
輕信是為陰脈經云陽症陰脈者死是也如脈
形滑数流利誤之有神有喜脈形細小輕微

且切脉之时，必先按其脉之或浮或沉，别其症之在脏在腑。故五脏之病以补为君。《经》云："脏，宜补是也。"六腑之痛，以通为补。《经》云："腑，宜泻是也。"所以，迟则为寒，数则为热。迟而浮者，寒邪在表也；数而沉者，热邪在里也。从未有脉理不精而足以治病者，亦未有脉理既精而不足以治病者。所以医之视症，必以切脉为要也。

第三条　切虚实阴阳

夫脉有虚实之分，阴阳之异，不可不细切也。如脉形细软，是为虚脉。《经》云"虚则补之"是也；脉形数大，是为实脉，《经》云"实则泻之"是也。脉象浮、洪、数、疾，是为"阳脉"，《经》云"阴证阳脉者生"是也；脉象虚软短促，是为"阴脉"，《经》云"阳证阴脉者死"是也。如脉形滑数流利，谓之"有神"，有神者吉；脉形细小轻微，

是居無神各者山如脈形程僅按之則空是

若無根之脈其危至重脈形鼓疾按之則渾是

各有根之脈其病必輕如脈形精神會睆按之

神昭利是名胃氣經云有胃氣則生是也如

脈形鼓疾模糊按之少神是無胃氣種云無胃

氣則死是也此皆至要不可不切也

第四條切男子之脈

自來男子云天恒威非真威不有盤以男子陰分常

盛故尺脈宜書若見居威平兩以六陽之脈甚氣

必旺六陰之脈其体必遷肥自左氣君多瘦多温

脈必清弦里一瘦左右旺多肯多怒脈必弦洪而

且腎氣多盍則尺脈細進心神龜藏則右彥

弦隆君亡火旺脈必經洪氣煮耳聾脈必滑軟

故男各之脈必心腎為主不可不切也

是为"无神"，无神者凶。如脉形短促，按之则空，是为"无根之脉"，其症必重；脉形数疾，按之则清，是为"有根之脉"，其症必轻。如脉形精神会聚，按之滑利，是名"胃气"，《经》云"有胃气则生"是也；如脉形数疾模糊，按之少神，是"无胃气"，《经》云"无胃气则死"是也。此皆至要，不可不切也。

第四条　切男子之脉

自来男子之尺恒盛，非真盛而有余也。以男子阴分常亏，故尺脉空虚。若见为盛年，所以六阳之脉，其气必旺，六阴之脉，其体必虚。肥白者，气虚多痰多湿，脉必滑弦；黑瘦者，火旺多郁多怒，脉必弦洪；而且肾气虚寒则尺脉细迟；心神耗散则左寸虚弦；阴虚者火旺，脉必弦洪；气虚者耳聋，脉必濡软。故男子之脉，以心肾为主，不可不切也。

第五條切婦女脉

且女子之脉尺恒盛非真惹而氣多也以婦人
衝任不盈陰盛此生故尺脉调循实見尺盛耳
所以婦人脉洪謂之六陽易栓孟受孕婦人脉软
弱之兆陰雅似傷胎乃一宝之道如經瘅不
调脉又清蒂不利妊娠惡阻脉以滑数有神
所以对感則脉洪内傷則脉細經寒則脉漪絚漏

則脉盈又有虚女實婦尤宜精辨如脉案调和
陰陽別幼細之切之以全名曰累一陰也

第六條切男婦時癖脉

大凡男婦之脉在無病之時脉以有實而在時癖
之日脉如無空盂浮氣体多舒脉必和緩兩柱凡
寒偶感脉以浮洪故陽脉而厚数者亦在表
也其為文輕陰脉而沉細至愬傳裡也其瘀盃室

肆

第五条　切妇女脉

且女子之脉恒虚，非真虚而无力也。以妇人冲任不足，阴无以生，故尺脉细涩，实见为虚耳，所以妇人脉洪谓之"六阳"，易于受孕；妇人脉软谓之"六阴"，难以保胎，乃一定之道也。如经候不调，脉必涩滞不利；妊娠恶阻，脉必滑数有神，所以外感则脉洪；内伤则脉细；经闭则脉涩；经漏则脉虚。又有处女寡妇尤宜精详。如脉象调和，阴阳别，必细细切之以全名节，是亦一验也。

第六条　切男妇时症脉

大凡男妇之脉，在无病之时脉必有定，而在时症之日脉如无定。盖于气体安舒，脉必和缓，而于风寒偶感，脉必浮洪。故阳脉而浮数者，邪在表也，其病必轻。阴脉而沉细者，风传里也，其症必重。

脉形洪实而模糊者则不外逆也而可以治脉形细
小而至数神去者则入裡也害难以救有而且躁疾之
脉至一倒忽轻忽重切而始得阳温之脉久至
常忽大忽小细切而乃知如退势壮盛大升之
脉洪数却欲退大降为脉平脉之随病为转移
多空而实有空也怖症之脉阳脉有神则
吉阴脉多神则出细小正候之吉凶脉

症相符者生脉症相反主元气在阴许伪而害

切之不可遽忽也

第七條切婦女雜症脉

大抵婦女之病皆為七情所傷六淫而損七情

者何憂愁思怒悲怨驚是也六淫者何風寒

暑湿燥火是也故心病之脉多浮病之脉弦数

老之脉促血虚之脉微孔夹助脉虚老是也

五

脉形洪大而模糊者，邪不外达也，尚可以治。脉形细小而无神者，邪将入里也，实难以医。而且发疹之脉无一例，忽重忽轻，必细切而始得。湿温之脉亦无常，乍大乍小，必频切而乃知。如热势壮盛，火升则脉洪；热邪渐退，火降则脉平。此脉之随病为转移，无定而有定也。总之，时症之脉，阳脉有神则吉，阴脉少神则凶。细小者不治，短促者亦不治。脉症相符者生，脉症相反者死。惟在临诊时善为切之，不可邈忽也。

第七条　切妇女难症脉

大抵妇女之病皆为七情所伤，六淫所损。七情者何？忧、喜、思、怒、悲、恐、惊是也。六淫者何？风、寒、暑、湿、燥、火是也。故心病则脉虚，肝病则脉弦，气虚则脉促，血虚则脉芤，寒甚则脉迟，热甚则

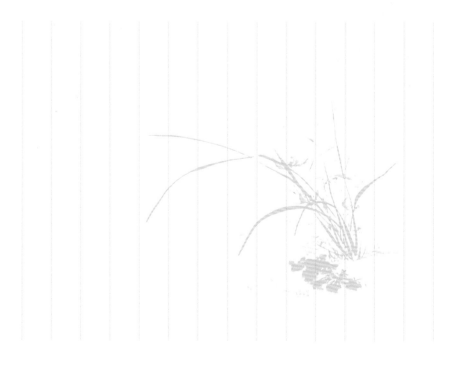

脈鼓而大經閒之其一脈又滿失血在其脈必微而

阻而滑數有神產後之候經事方阻不易辨矣

妊娠之脈或經停數月運動腹糙脈形瘠數

懷孕無疑或紅多黑血崩非有瘀滯藏經陰

若對此似妊而非妊也或經阻多時脈大不動

脈形喜軟進經之象其必死生產必得小

孩此非妊而喜妊也皆可之安否可不明

第八條切男婦平吉脈

且男子之脈之婦女之脈似同而实異盖男子氣

而不呈而血有餘故其多洪女子陰不呈而氣有

餘故其脈多濇所以芳辈之肇其脈必洪举

重之時其脈又鼓經云平旦之氣乃男子正脈又

人事擾動神去不守其脈亦異又有寸口三千

脈形紫數据之含洪旦名快脈後次重病之

脉数，而且经闭者其脉必涩，失血者其脉必微，恶阻者滑数有神，产后者虚弦无力。所不易辨者，妊娠之脉或经停数月，运动腹粗，脉形滑数，怀孕无疑。岂知忽然血崩，惟有瘀块，此似妊而非妊也。或经阻多时，腹大不动，脉形虚软，进经之象，岂知竟然生产，忽得小孩，此非妊而实妊也。皆为至要，不可不明。

第八条　切男妇平素脉

且男子之脉与妇女之脉似同而实异。盖男子气不足而血有余，故其脉多洪。女子血不足，而气有余，故其脉多涩。所以劳步之后，其脉必洪，举重之时，其脉必数。《经》云"平旦之气，乃为正脉"，至人事扰动，神去不安，其脉亦异，又有充足之身，脉形紧数，按之愈洪，是名"快脉"，后必重病，病

念目和又有壮年之体脉形洪大极之有神是

尽寿脉不宜太盛之则终远又有亦老多恙脉

形细小极之如本藏症惓惓善不可为吉侯尖脉

趋世浅浮之此推病尔荣苦人有之病苦是垂少

武匕偃耳垂病不此此以柴薩兆有病亦得

此太有羔端疑寿年氣血已衰不短代程又有

脉科不玉推之全要武裂椎上口武裂椎垫庶 下

细寻乃浮或遁推吾或武反推後浮沉匯鼓 反

其临此常黑石反阄此峕玉为不可不明

孟玉闇问切为臨澄之大端省你

君核实不可往视也是书省俊近之

言人所易悉不取为著作心聊此为

种侍唯真修延勿替自俭，人昌爾

厝宝耳

七.

愈自和。又有高年之体，脉形洪大，按之有神，是为"寿脉"，不宜太实，实则终凶。又有安然无恙，脉形细小，按之如无，本实先虚，症将危矣。不可写方，俟大脉起然后治之。此种病以劳苦之人有之不治者多。所最足畏者，代与促耳。无病而得此，必非佳兆；有病而得此，大有变端。惟高年气血已衰，不论代促。又有脉科不至，按之全无，或裂于上，或裂于下，细寻乃得，或反于前，或反于后，浮沉迟数，其脉如常，是名"反关"。此皆至要，不可不明。

　　盖望闻问切为临证之大端，当深为核实不可泛视也。是书皆浅近之言，人所易悉，不敢为著作。亦聊以为秘传，惟冀绵延，勿替自侪之人是所厚望耳。

素灵纂要

蔡兆芝　选　金毓莉　校注

① 注：原无，据正文补。

素靈纂要

臟象

蔡兆芝選

素問

心者君主之官神明出焉肺者相傅之官治節出
焉分布陰陽主行營衛如
　　調元贊化故曰相傅　肝者將軍之官謀慮出焉藏
血故善
謀慮　膽者中正之官決斷出焉膻中者臣使之官

喜樂出焉脾胃者倉廩之官五味出焉大腸者傳道
　　　　　　　臟象

脏　象

《素问》心者君主之官，神明出焉。肺者相傅之官，治节出焉。分布阴阳，主行营卫，如调元赞化，故曰相傅。肝者将军之官，谋虑出焉。肝藏血，故善谋虑。胆者中正之官，决断出焉。膻中者，臣使之官，喜乐出焉。脾胃者，仓廪之官，五味出焉。大肠者，传道

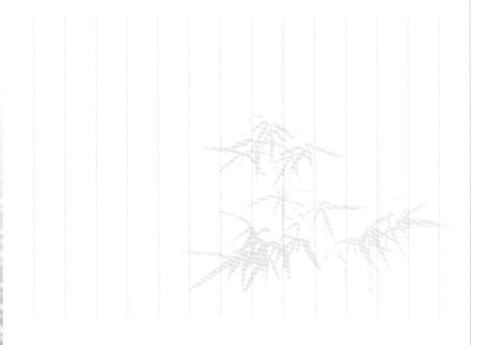

之官變化出焉小腸者受盛之官化物出焉（小腸居胃之下受盛）

糟粕傳入大腸腎者作强之官伎巧出焉（腎藏精故多伎巧）

三焦者　決瀆之官水道出焉（引導陰陽開通閉塞腔內上中下孔竅為三焦）

膀胱者　州都之官津液藏焉氣化則能出矣（膀胱不能化氣則小便不通）

故主明則下安主不明則十二官危

素問　東方生風風生木木生酸酸生肝肝在體為筋在臟

為肝在色為蒼在竅為目在志為怒怒傷肝

南方生熱熱生火火生苦苦生心心在體為脈在臟為

心在色為赤在竅為舌在志為喜喜傷心

中央生濕濕生土土生甘甘生脾脾在體為肉在臟為

脾在色為黃在竅為口在志為思思傷脾

西方生燥燥生金金生辛辛生肺肺在體為皮毛在臟

藏象

之官，变化出焉。小肠者，受盛之官，化物出焉。小肠居胃之下，受盛糟粕，传入大肠。肾者作强之官，伎巧出焉。肾藏精，故多伎巧。三焦者，决渎之官，水道出焉。引导阴阳，开通闭塞，腔内上中下孔处为三焦。膀胱者州都之官，津液藏焉，气化则能出矣。膀胱不能化气则小便不通。故主明则下安，主不明，则十二官危。

《素问》东方生风，风生木，木生酸，酸生肝。在体为筋，在脏为肝，在色为苍，在窍为目，在志为怒。怒伤肝。

南方生热，热生火，火生苦，苦生心。在体为脉，在脏为心，在色为赤，在窍为舌，在志为喜。喜伤心。

中央生湿，湿生土，土生甘，甘生脾。在体为肉，在脏为脾，在色为黄，在窍为口，在志为思。思伤脾。

西方生燥，燥生金，金生辛，辛生肺。在体为皮毛，在脏

上海蔡氏妇科历代家藏医著集成　素灵纂要

為肺在色為白在竅為鼻在志為憂憂傷肺

北方生寒寒生水水生鹹鹹生腎在體為骨在藏為

腎在色為黑在竅為耳在志為恐恐傷腎

素
問腦髓骨脉膽女子胞此六者皆藏於陰而象於

故藏而不瀉胃大腸小腸三焦膀胱此五者其氣象

天故瀉而不藏

所謂五藏者藏精氣而不瀉也故滿而不能實六府

者傳化物而不藏故實而不能滿也

素
問心藏神肺藏魄並精而出者為魄肝藏魂隨神而往者為魂脾藏

意心有所憶謂之意意之所存謂之志
故思慮過則傷脾腎藏志故溢慾則損志　是謂

五臟所藏

心為汗肺為涕肝為淚脾為涎腎為唾是謂五液

藏象

为肺，在色为白，在窍为鼻，在志为忧。忧伤肺。

北方生寒，寒生水，水生咸，咸生肾。在体为骨，在藏为肾，在色为黑，在窍为耳，在志为恐。恐伤肾。

《素问》脑、髓、骨、脉、胆、女子胞，此六者，皆藏于阴而象于地，故藏而不泻。胃、大肠、小肠、三焦、膀胱，此五者，其气象天，故泻而不藏。

所谓五脏者，藏精气而不泻也，故满而不能实。六腑者，传化物而不藏，故实而不能满也。

《素问》心藏神，肺藏魄，并精而出入者为魄。肝藏魂，随神而往来者为魂。脾藏意，心有所忆谓之意，故思虑过则伤脾。肾藏志，意之所存谓之志，故淫欲则损志。是谓五脏所藏。

心为汗，肺为涕，肝为泪，脾为涎，肾为唾。是谓五液。

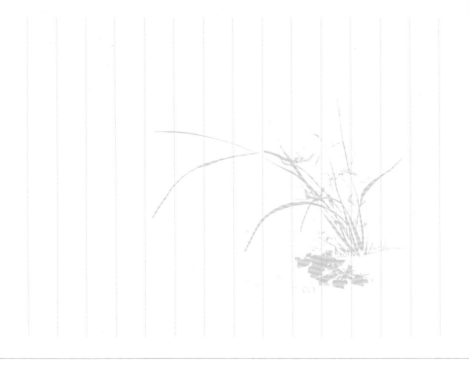

心惡熱肺惡寒肝惡風脾惡濕腎惡燥是謂五惡

問素　心者生之本神之變也其華在面其充在血脉肺

者氣之本魄之處也其華在毛其充在皮腎者封藏

之本精之處也其華在髮其充在骨脾胃者疲極之本

魂之居也其華在爪其充在筋以生氣血脾胃大小

腸三焦膀胱者倉廩之本營之居也其華在唇其充

凡十一臟取決於膽也

素
問　肝生於左肺藏於右心部於表　　　　　　腎
部署視聽言動各盡故曰表

治於裏封藏脾為之使　　胃為之市
疏灌五臟　運行水穀　　如貿市然容受百物

膈肓之上中有父母　心為陽主血肺為陰主氣父母之象　上節之傍中

有小心　傍者兩腎也中者命門也中有相火
能代心君行事故曰小心

靈
樞　天之在我者德也地之在我者氣也德流氣薄而
藏象
藏泉

心恶热，肺恶寒，肝恶风，脾恶湿，肾恶燥。是谓五恶。

《素问》心者生之本，神之变也，其华在面，其充在血脉。肺者气之本，魄之处也，其华在毛，其充在皮。肾者封藏之本，精之处也，其华在发，其充在骨。肝者，疲极之本，魂之居也，其华在爪，其充在筋，以生气血。脾胃、大小肠、三焦、膀胱者，仓廪之本，营之居也。其华在唇，其充在□。凡十一脏。取决于脏也。

《素问》肝生于左，肺藏于右，心部于表。部署视听言动各事，故曰表。肾治于里，肾主封藏。脾为之使，运行水谷，溉灌五脏。胃为之市。容受百物，如贸市然。鬲肓之上，中有父母。心为阳主血，肺为[1]脾为阴主气，父母之象。七节之傍，中有小心。傍者，两肾也。中者，命门也。中有相火能代心君行事，故曰小心。

《灵枢》天之在我者德也，地之在我者气也，德流气薄而

① 肺为：衍。

生者也故生之來謂之精 易曰男女媾精萬物以生 兩精相搏

謂之神 陰陽合撰而神生焉 隨神往來謂之魂 人之知覽屬魂 屬陽肝藏魂

所以任物者謂之心 心為君心之所憶謂之意 意之

所存謂之志 專在於是 因志而存變謂之思 圖謀以成志 則有思

因思而遠慕謂之慮 因慮而處物謂之智

靈
樞　兩神相搏 陰陽 夫婦 合而成形常先身生是謂精上焦

開發薰膚充身是謂氣 腠理發洩汗出溱溱是謂津

穀入氣滿皮膚潤澤是謂液 三焦出氣以溫肌肉充皮膚為其津其流不行者為液

中焦受氣取汁變化而赤是謂血 壅遏營氣約束

無所避是謂脉 故精脱者耳聾 氣脱者目不明 清陽不升

津脱者汗大泄謂之絶汗 如油如珠者 液脱者屈伸不利 筋夫所養

血脱者色白其脉空虛

臟象

生者也。故生之来谓之精，《易》曰男女媾精，万物以生。两精相抟，谓之神，阴阳合撰而神生焉。随神往来谓之魂，魂属阳，肝藏魂，人之知觉属魂。所以任物者谓之心。心为君主之官。心之所忆谓之意，意之所存谓之志，专在于是则为志。因志而存变谓之思，图谋以成志则有思。因思而远慕谓之虑，因虑而处物谓之智。

《灵枢》两神相搏，阴阳夫妇，合而成形，常先身生，是谓精。上焦开发，薰肤充身，是谓气。腠理发泄，汗出溱溱，是谓津。谷入气满，皮肤润泽，是谓液。三焦出气，以温肌肉，充皮肤，为其津，其流不行者为液。中焦受气，取汁变化而赤，是谓血，壅遏营气。约束也。令无所避，是谓脉。故精脱者耳聋，气脱者目不明。清阳不升。津脱者汗大泄。如油如珠者，谓之绝汗。液脱者屈伸不利。筋失所养，血脱者色白，其脉空虚。

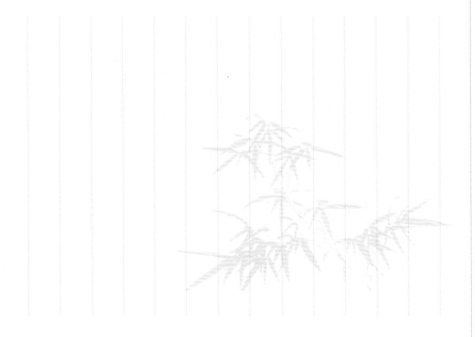

素問
諸脉者皆屬於目（脉為血府故），諸髓者皆屬於腦（火視傷血），腦為諸筋者皆屬節（節有三百六十五會而），故人卧髓海為（筋絡其間故久行傷筋）血歸於肝，肝受血而能視，目為（足受血而能步掌受）血而能握，指受血而能攝（血能養筋骨利關節）

靈樞
受穀者濁，受氣者清，清者上注於肺，濁者下走於胃，其清者上走空竅耳目（口鼻），其濁者下行諸經

素問
五臟皆為陰，六腑皆為陽，故背為陽，陽中之陽心也，陽中之陰肺也，腹為陰，陰中之陰腎也，陰中之陽肝也，陰中之至陰脾也

經絡

靈樞
胃欲寒飲，惡熱；腸欲熱飲，惡（醬痛不惡清飲取足陽明胃）（清飲取手陽明大腸）

經絡

靈樞
人受氣於穀，穀入於胃，以傳與肺，五臟六腑皆以

《素问》诸脉者皆属于目，脉为血府，故久视伤血。诸髓者皆属于脑，脑为髓海。诸筋者皆属于节，节有三百六十五会，而筋络其间，故久行伤筋。故人卧血归于肝，肝受血而能视，目为肝窍。足受血而能步，掌受血而能握，指受血而能摄。血能养筋骨，利关节。

《灵枢》受谷者浊，受气者清，清者上注于肺，浊者下走于胃。其清者，上走空窍。耳目口鼻。其浊者，下行诸经。

《素问》五脏皆为阴，六腑皆为阳。故背为阳，阳中之阳心也，阳中之阴肺也。腹为阴，阴中之阴肾也，阴中之阳肝也，阴中之至阴脾也。

《灵枢》胃欲寒饮，恶热。肠欲热饮。齿痛不恶清饮，取足阳明胃，恶清饮，取手阳明大肠。

经　络

《灵枢》人受气于谷，谷入于胃，以传与肺。五脏六腑，皆以

受氣其清者為營濁者為衛胃升精於肺三散精於臟

者水穀營在脈中以行於經隧之中衛在脈外慓悍

之悍氣營在脈中陰性精專隨宗氣以行於經隧之中衛在脈外陽性

滑利不入於脈而自行於皮膚肉分之間其浮氣之

不循經者為衛氣其精氣之行於經者為營氣

血也凡脫血者無再發其汗脫汗者無血上焦如霧氣氤氳之中焦如

汗發汗者無再去其血

靈營出於中焦衛出於下焦中脘穴為中焦胃中穀

樞營出於中焦衛出於下焦臍氣傳化精微為血○臍

下一寸為下焦其故奪血者無汗奪汗者無血汗者即

陽氣上升為衛氣上焦如霧之液即中焦如

脈行之順逆

溫如溫之上浮　下焦如瀆如瀆蓄洩此之謂也

靈樞手之三陰從臟走手為順手太陰肺從中府而走

泉而走手小指之少衝厥陰心包之中衝　手之三陽從手走頭

少陽三焦皆從手走頭

為順手陽明大腸太陽小腸　足之三陽從頭走足足太

陽膀胱

胱陽明胃府少陽膽府所以謂順也　足之三陰從足走腹脾從足

從頭走足　足太陰

大指而走腹之大包少陰腎從足心而走腹

之俞府厥陰肝從足大指而走腹之期門

經絡

受气。其清者为营，浊者为卫。胃升精于肺，肺散于脏府。营者，水谷之精气。卫者，水谷之悍气。营在脉中，阴性精，专随宗气以行于经隧之中。卫在脉外。阳性慓悍滑利，不入于脉，而自行于皮肤肉分之间。其浮气之不循经者为卫气，其精气之行于经者为营气。

《灵枢》营出于中焦，卫出于下焦。中脘穴为中焦，胃中杀气，传化精微为血。脐下一寸为下焦，其阳气上升为卫气。故夺血者无汗，夺汗者无血。汗者心之液即血也，凡脱血者无再发其汗，发汗者无再去其血。上焦如雾，如雾之氤氲。中焦如沤，如沤之上浮。下焦如渎，如渎之蓄泄。此之谓也。

眉批：脉行之顺逆。

《灵枢》手之三阴，从脏走手。为顺手太阴肺从中府而走手大指之少商、少阴心，从极泉而走手小指之少冲、厥阴心包，从天池而走手中指之中冲。手之三阳，从手走头。为顺手阳明大肠、太阳小肠、少阳三焦，皆从手走头。足之三阳，从头走足。足太阳膀胱、阳明胃府、少阳三焦（胆），皆从头走足，所以谓顺也。足之三阴，从足走腹。足太阴脾，从足大指而走腹之大包，少阴肾，从足心而走腹之俞府，厥阴肝，从足大指而走腹之期门。

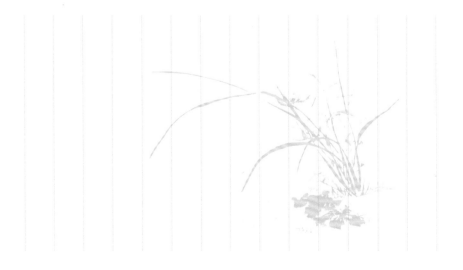

靈樞　少陰心脉也心者五臟六腑之大主也精神之所

舍也其臟堅固邪弗能容也心為君主之則心傷

心傷則神去神去則死矣邪中於心則立死

心者皆在於心之包絡包絡者心主之脉也故諸邪之在於

素問　太陽常多血少氣少陽常少血多氣陽明常多氣

多血少陰常少血多氣厥陰常多血少氣太陰常多

病機

氣少血多陽　有餘則陰不足陰不足故太陽多

血少氣則少陰少血多氣少陽少血多氣則厥

陰多血少氣惟陽明氣血皆多

蓋水穀之海氣血之所從生也

足太陽與少陰為表裏　膀胱與腎

少陽與厥陰為表裏　膽與肝

陽明與太陰為表裏　胃脾

陰為表裏　凡府皆屬陽主表

臟皆屬陰主裏　心與小腸為表裏

藏府陰陽表裏

病機

眉批：手少阴心脉同手心包络。

《灵枢》少阴心脉也，心者五脏六腑之大主也，精神之所舍也。其脏坚固，邪弗能容也。心为君主，不易受邪。容之则心伤，心伤则神去，神去则死矣。邪中于心则立死。故诸邪之在于心者，皆在于心之包络。包络者，心主之脉也。包络同于心主气脉。

眉批：六经气血多少。

《素问》太阳常多血少气，少阳常少血多气，阳明常多气多血，少阴常少血多气，厥阴常多血少气，太阴常多气少血。阳有余，则阴不足，阴有余，则阳不足，故太阳多血少气，则少阴少血多气，少阳少血多气，则厥阴多血少气，惟阳明气血皆多。盖水谷之海，气血之所从生也。

眉批：藏府阴阳表里。

足太阳与少阴为表里，膀胱与肾。少阳（胆）与厥阴（肝）为表里，阳明（胃）与太阴（脾）为表里，少阳（三焦）与心主（包络）为表里。阳明与太阴为表里。凡府皆属阳，主表；脏皆属阴，主里。心与小肠为表里。

病　机

右頁：

素
夫邪氣之客於身也以勝相加邪氣感人皆以勝
相凌如木病由金

勝土病由　至其所生而愈已所生者如肝病
相凌如木病由金至其
愈於長夏

所不勝而甚已者如肝病甚於冬心病
甚於夏心病愈於長夏
至其所生而持生
已

者如肝病持於秋心病持於冬之類
自得其位而起
春之旺如肝病起于
夏之類
起於夏之類已

必先定五臟之脉如弦鈎夷
毛弱之類
乃可言間甚之時死生

之期也　皆以生尅為斷

左頁：

素
問　治病必求其本必先明於陰陽凡人之藏府氣血

之遲數浮沉菊之温平
寒熱不外陰陽二義
陽化氣陰成形寒極生熱熱

極生寒陰陽之理極則變生即大寒氣生濁熱氣生清
大易老變而少不變之義

氣清氣在下則生殮泄濁氣在上則生䐜脹
陰陽相反
清濁易位

則為逆順
則為從矣
清陽出上竅濁陰出下竅
上竅耳目口鼻
下竅前後二陰

清陽發腠理濁陰走五藏
陽主内
陰主外
清陽出四肢
四肢為諸
病機

眉批：泛论五行之理病所由起。

《素问》夫邪气之客于身也，以胜相加，邪气感人，皆以胜相凌，如木病由金胜、土病由木胜之类。至其所生而愈。己所生者，如肝愈于夏，心病愈于长夏。至其所不胜而甚，克己者，如肝病甚于秋，心病甚于冬之类。至其所生而持。生己者，如肝病持于冬，心病持于春之类。自得其位而起。逢己之旺，如肝病起于春，心病起于夏之类。必先定五脏之脉。如弦钩软毛弱之类。乃可言间甚之时，死生之期也。皆以生克为断。

《素问》治病必求其本。必先明于阴阳，凡人之藏府气血，气之风寒暑湿，病之表里上下，脉之迟数浮沉，药之温平寒热，不外阴阳二义。阳化气，阴成形，寒极生热，热极生寒。阴阳之理，极则变生，即大大易老变而少不变之义。寒气生浊，热气生清，气清气在下，则生飧泄。浊气在上，则生膜胀。阴阳相反，清浊易位，则为逆顺，则为从矣。清阳出上窍，浊阴出下窍。上窍耳目口鼻，下窍前后二阴。清阳发腠理，浊阴走五藏。阳主外，阴主内。清阳出四肢，四肢为诸

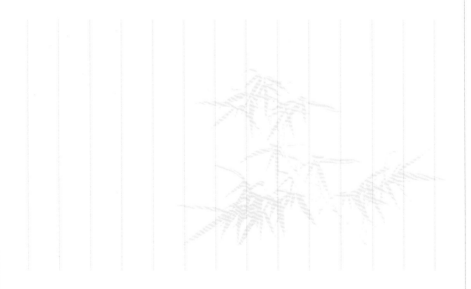

陽之
本、濁陰歸六腑　五穀傳化味厚則泄　純陰下降故能瀉火味薄則
通　薄但通利氣薄則發洩　汗氣厚則發熱　氣純陽
不至大泄氣薄則發洩升散　能發
能補　壯火之氣衰少火之氣壯　壯已必衰壯火食氣
陽補
氣食少火壯火散氣少火生氣　火即氣也火壯則能
食氣少火壯火散元氣故曰氣耗元氣
火以有生亦因此火而致病但可使之和平而不可使
之元盛以亢則　陰勝則陽病陽勝則陰病陽勝則
必致為害耳　陰勝則熱

陰勝則寒重寒則熱重熱則寒　物極則反寒由形
則反　寒傷形感
熱傷氣　熱則氣泄亦猶壯火食氣之義氣傷痛形傷腫故先痛而後
腫者氣傷形也先腫而後痛者形傷氣也風勝則動
搖運　熱勝則腫　癰瘍痙痺燥勝則乾　津液枯涸皮膚皺揭寒勝則浮
眩運
寒變為熱神氣乃浮濕勝則濡瀉　而水反侮土天有四時五行
外感五邪水寒火病機木風人有五臟化五
以生寒暑燥濕風　暑金燥土濕木風人有五臟化五

阳之本。浊阴归六腑。传化五谷。味厚则泄，纯阴下降故能泻火。味薄则通。薄但通利，不至大泄。气簿①则发泄，能发汗升散。气厚则发热。气厚纯阳能补阳。壮火之气衰，少火之气壮。壮已必衰少，则壮。壮火食气，气食少火，壮火散气，少火生气。火即气也，火壮则能耗散元气，故曰壮火食气。少火则能生长元气，故曰气食少火。盖人身赖此火以有生，亦因此火而致病，但可使之和平，而不可使之亢盛，以亢则必致为害耳。阴胜则阳病，阳胜则阴病。阳胜则热，阴胜则寒。重寒则热，重热则寒。物极则反。寒伤形，寒由形感。热伤气，热则气泄，亦犹壮火食气之义。气伤痛，形伤肿。故先痛而后肿者，气伤形也。先肿而后痛者，形伤气也。风胜则动，眩运搐搦。热胜则肿，痛疡痤痱。燥胜则干，津液枯涸，皮肤皲揭。寒胜则浮，寒变为热，神气乃浮。湿胜则濡泻。土不能防水而水反侮土。天有四时五行，以生寒暑燥湿风。外感五邪，水寒，火暑，金燥，土湿，木风。人有五脏化五

---

① 簿：当作"薄"。

氣以生喜怒悲憂恐〇內傷五情心喜肝怒肺悲脾憂腎恐〇故喜怒傷

氣寒暑傷形〇暴怒傷陰暴喜傷陽重陰必陽重陰陽

必陰陰症反似陽〇故曰冬傷於寒春必病溫寒邪最邪屬

伏藏肉裡至春變為熱病春傷於風夏必發泄尅土夏傷

溫病至夏變為熱

於暑秋必痎瘧暑熱伏藏復感秋風必為寒熱之瘧〇秋傷於燥冬生咳

嗽秋燥既多冬水復旺陽勝則身熱陰勝則身寒

素問〇犯賊風虛邪者陽受之飲食不節起居不時者陰

陽邪入府
陰邪入藏

受之受所感陽受內傷陰陽受之則入六腑陰受之則
所謂從內從外

入五臟臟府屬陰陽陽受風氣陰受濕氣溫為陰邪
府屬陽

故傷於風者上先受之風為天氣傷於濕者下先受

之極則上行
極則下行

濕為地氣
陽虛之人無以衛外

素問〇陽虛則外寒陰虛生內熱
雖不感邪亦必畏寒
病發

陽邪入府
陰邪金藏

气，以生喜怒悲忧恐。内伤五情，心喜，肝怒，肺悲，脾忧，肾恐。故喜怒伤气，寒暑伤形，暴怒伤阴，暴喜伤阳。重阴必阳，重阴^①阳必阴。阴症反似阳，阳症反似阴。故曰冬伤于寒，春必病温。寒邪最为杀厉，伏藏肉里，至春变为温病，至夏变为热病。春伤于风，夏必飧泄。风水克土。夏伤于暑，秋必痎疟。暑热伏藏，复感秋风，必为寒热之疟。秋伤于燥，冬生咳嗽。秋燥既多，冬水复旺，寒热相传故嗽。阳胜则身热，阴胜则身寒。

眉批：阳邪入府，阴邪入藏。

《素问》犯贼风虚邪者，阳受之。饮食不节，起居不时者，阴受之。外感阳受，内伤阴受，所谓从内从外。阳受之，则入六腑。阴受之，则入五脏。府属阳，脏属阴。阳受风气，风为阳邪。阴受湿气。湿为阴邪。

故伤于风者，上先受之。风为天气，极则下行。伤于湿者，下先受之。湿为地气，极则上行。

眉批：阳邪入府，阴邪入藏。

《素问》阳虚则外寒。阳虚之人无以卫外，虽不感邪，亦必畏寒。阴虚生内热。阴虚

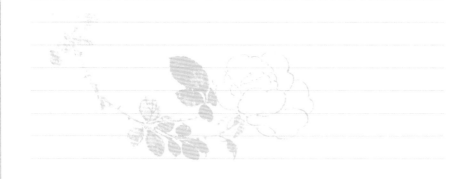

---

① 阴：疑衍。

二明五氣篇

寒中寒
寒之症

之人水不能制火則內熱自生　陽盛生外寒熱〔此即令人外〕陰盛生內〔感傷寒之症〕

問素五氣所病心為噫〔上走心為噫者陰盛而上走於〕陽明陽明絡屬心也

肺為欬〔肺屬金卯中盖受之則有聲〕肝為語〔肝屬木木欲舒故為語〕脾為吞〔土坤〕

會受腎為嚏〔通於肺也盖腎絡上〕大小腸為泄〔二經虛則泄利〕下焦溢〔實熱〕

為水不能蓄洩而為水膀胱不利為癃不約為遺溺〔則癃〕

五并

精氣并於心則喜并於肺則悲并於肝則憂并於脾

則畏并於腎則恐是謂五并〔虛而相并者也〕

虛寒則〔連遺溺〕膽為怒〔剛決善怒〕是謂五病

五發

陰病發於骨〔骨屬少陰〕陽病發於血〔陽動陰靜陽乘陰發為血〕陰病發於

肉〔肉屬太陰〕陽病發於冬〔敵陰〕陰病發於夏是謂五發

五亂

邪入陽則狂〔火盛〕邪入於陰則痺〔痺者閉也搏陽則為巔〕

之人，水不能制火，则内热自生。阳盛生外寒热。此即今人外感伤寒之症。阴盛生内寒。中寒之症。

眉批：宣明五气篇。

《素问》五气所病，心为噫，上走心为噫者，阴盛而上走于阳明，阳明络属心也。肺为咳，肺属金，邪中之则有声。肝为语，肝属木，木欲舒故为语。脾为吞，坤土翕受为吞。肾为嚏，盖肾络上通于肺也。大小肠为泄。二经虚则泄利。下焦溢为水，不能蓄泄，溢而为水。膀胱不利为癃，不约为遗溺。实热则癃虚，虚寒则遗溺。胆为怒，刚决善怒。是谓五病。

眉批：五并。

精气并于心则喜，并于肺则悲，并于肝则忧，并于脾则畏，并于肾则恐，是谓五并。虚而相并者也。

眉批：五发。

阴病发于骨，骨属少阴。阳病发于血，阳动阴静，阳乘阴发为血。阴病发于肉，肉属太阴。阳病发于冬，阳不能敌阴。阴病发于夏，是谓五发。

眉批：五乱。

邪入阳则狂，火盛狂颠。邪于于阴则痹，痹者闭也。抟阳则为巅，

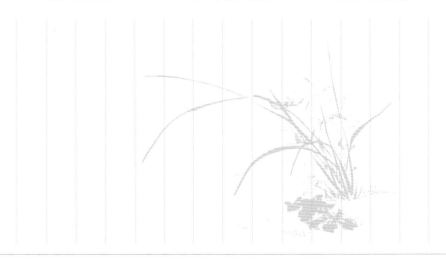

一傷

頭為六陽之會邪摶陰則為瘖陽分則為巔頂之病摶

之則不能言

陽邪傳入

陰分則靜陰出之陽則怒邪

陽入之陰則靜陽邪傳入

靈樞俱

作轉字

傳出陽是謂五亂

外則怒

久行傷筋是謂五勞所傷

久視傷血目得血而能視久臥傷氣久坐傷肉久立傷骨

是故血氣者喜溫而惡寒氣之所并為血虛血之所

并為氣虛氣并則有陽無陰血并則有陰無陽有者為實無者為虛故

氣并則無血血并則無氣氣與血相失故為虛焉

靈樞起居不節用力過度則絡脉傷陽絡傷三陽之絡則血

外溢血外溢則衄血陰絡傷三陰之絡則血內溢血內溢

則後血便腸胃之絡傷則血溢於腸外

靈樞肺氣通於鼻肺和則鼻能知臭香矣心氣通於舌

头为六阳之会，邪搏阳分则为巅顶之疾。搏阴则为瘖。三阴脉连舌循喉，邪抟之则不能言，《灵枢》俱作"转"字。阳入之阴则静。阳邪传入阴分则静。阴出之阳则怒。阴邪传出阳分则怒。是谓五乱。

眉批：五伤。

久视伤血，目得血而能视。久卧伤气，久坐伤肉，久立伤骨，久行伤筋。是谓五劳所伤。

是故血气者，喜温而恶寒。气之所并为血虚，血之所并为气虚。气并则有阳无阴，血并则有阴无阳。有者为实，无者为虚。故气并则无血，血并则无气。气与血相失，故为虚焉。

《灵枢》起居不节，用力过度，则络脉伤。阳络伤，三阳之络。则血外溢，血外溢，则衄血。阴络伤，三阴之络。则血内溢，血内溢，则后血。便血。肠胃之络伤，则血溢于肠外。

《灵枢》肺气通于鼻，肺和则鼻能知臭香矣。心气通于舌，

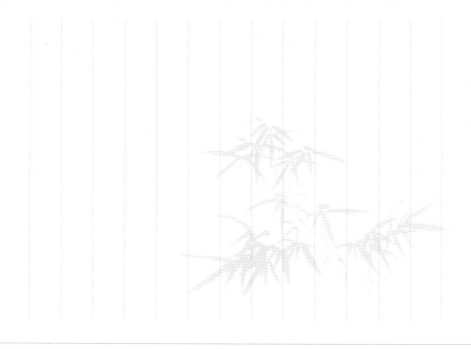

心和而舌能知五味矣肝氣通於目肝和則目能辨

五色矣脾氣通於口脾和則口能知五味矣〔口舌雖分共為一竅〕

腎氣通於耳腎和則耳能聞五音矣五臟不和則七

竅不通六腑不和六府不和則陽脉不和脉不和〔陽〕

則氣留之〔府陽藏陰氣陽〕氣留之則陽盛矣陽氣太

盛則陰脉不利陰脉不利則血留之血留之則陰氣〔血陰留滯也〕

盛矣陰氣太盛則陽氣弗能榮也故曰關〔關六陽不得入內〕

陽氣太盛則陰氣弗能榮也故曰格〔格六陰不得出外〕

俱盛不得相榮故曰關格

素問氣盛身寒得之傷寒氣虛身熱得之傷暑

而氣少者得之脱血〔穀入少而氣多者〕穀入少而氣多者邪在肺胃也

邪在胃則食矣〔脉小血多者飲中熱也〕

邪在肺則氣多脉小血多者飲中熱也熱者出血必多

心和，而舌能知五味矣。肝气通于目，肝和，则目能辨五色矣。脾气通于口，脾和，则口能知五味矣。口舌难分，共为一窍。肾气通于耳，肾和，则耳能闻五音矣。五脏不和，则七窍不通。六腑不和[①]，六府不和，则阳脉不和。阳脉不和，则气留之。府阳藏阴，气阳血阴，留滞也。气留之，则阳气盛矣。阳气太盛，则阴脉不利。阴脉不利，则血留。血留之，则阴气盛矣。阴气太盛，则阳弗能荣也，故曰关。关，六阳不得入内。阳气太盛，则阴气弗能荣也，故曰格。格，六阴不得出外。阴阳俱盛，不得相荣，故曰关格。

《素问》气盛身寒，得之伤寒。气虚身热，得之伤暑。谷入多而气少者，得之脱血。谷入少而气多者，邪在肺胃也。邪在胃则食少，邪在肺则气多。脉小血多者，饮中热也。痰饮脉弦小，中热者，出血必多。

---

① 六腑不和：衍，当删。

春氣

脉大血少者脉有風氣也夫實者氣入也虚
出也邪入故實氣實者熱也氣虚者寒也正出故虚故熱正虚故寒
凡土惡未土虚則聞木聲而驚陽明熱盛則見火而惡陽盛則四肢實之則能登高也熱盛於身故棄衣欲走也陽盛則使人妄言罵詈不避親踈而不欲食也
素問腎何以主水腎者至陰也至陰者盛水也肺者太
陰也少陰者冬脉也故其本在腎其末在肺皆積水

也故二藏能積水標本同病
肺腎為子母之藏金生水腎何以能聚水腎者胃
之關也後陰利水關門不利故聚水而從其類也　膀胱
為腎之府不能化氣則關閉而水
積腎屬陰故水從而聚之也
素問腎移寒於脾腎傷於寒而傳之脾
薄其勝己舊作肝誤
己勝肝移寒於心所生心移寒於肺所乘其勝肺移寒於腎
脾移寒於脾薄其勝己肝移寒於肝
傳於脾移熱於肝薄其勝己肝移熱於心
所生脾移熱於肝勝己肝移熱於心所傳於心移熱於

脉大血少者，脉有风气也。有风故脉大。夫实者气入也，虚者气出也。邪入故实，正出故虚。气实者热也，气虚者寒也。邪盛故热，正虚故寒。凡土恶木，土虚则闻木声而惊，阳明热盛则见火而恶，阳盛则四肢实，实则能登高也。热盛于身，故弃衣欲走也。阳盛则使人妄言，骂詈不避亲疏，而不欲食也。

《素问》肾何以主水，肾者至阴也，至阴者盛水也。肺者太阴也，少阴者冬脉也，故其本在肾，其末在肺，皆积水也。肺肾为子母之藏，金生水，故二藏能积水，标本同病。肾何以能聚水？肾者，胃之关也。前阴利水，后阴利窍。关门不利，故聚水而从其类也。膀胱为肾之府，不能化气，则关闭而水积，肾属阴，故水从而聚之也。

《素问》肾移寒于脾，肾伤于寒，而传之脾，薄其胜己，旧作肝误。脾移寒于肝，薄其胜己。肝移寒于心，传其所生。心移寒于肺，乘其所胜。肺移寒于肾，传于所生。脾移热于肝，薄其胜己。肝移热于心，传于所生。心移热于

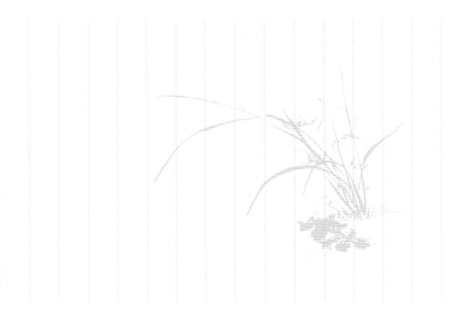

肺來其肺移熱於腎所傳於腎移熱於脾勝薄其胞已脬移熱

於膀胱膀胱者胞之熱在下焦則溺血

上為口糜連於小腸脈

小腸移熱於大腸大腸移熱於胃善食而瘦

胃移熱於膽亦曰食㑊

膽移熱於腦則辛頞鼻淵

人之善忘者上氣不足下氣有餘腸胃實而心肺

血并於下氣并於上亂而善忘

人之善飢而不嗜食者精氣并於脾熱氣

留於胃胃熱則消穀穀消故善飢胃氣上逆則胃脘

寒故不嗜食也
上脘熱故善消穀
中脘寒故不嗜食

凡人卒然無音者寒氣客於厭則厭不能發三不
能下至其開闔不致故無音
開闔難氣出遲故重言

○人有八虛以候五藏肺心有邪其氣留於兩肘

肝有邪其氣留於兩腋脾有邪其氣留於兩髀

腎有邪其氣留於兩膕

肺，乘其所胜。肺移热于肾，传于所生。肾移热于脾，薄其胜己。胞移热于膀胱，膀胱者，胞之热则癃闭，热在下焦则溺血。膀胱移热于小肠，膀胱上口连于小肠脉。小肠移热于大肠，大肠移热于胃，善食而瘦，中焦为病。胃移热于胆。虽食亦瘦，亦曰食㑊。胆移热于脑。则辛頞鼻渊。

《灵枢》人之善忘者，上气不足，下气有余。肠胃实而心肺虚，虚则营卫留于下，久之不以时上，故善忘也。血并于下，气并于上，乱而善忘。人之善饥而不嗜食者，精气并于脾，热气留于胃，胃热则消谷，谷消故善饥。胃气上逆，则胃脘寒，故不嗜食也。上脘热，故善消谷。中脘寒，故不嗜食。

凡人卒然无音，以寒气客于厌，则厌不能发，发不能下，至其开阖不致，故无音。开阖难，气出迟，故重言。人有八虚，以候五藏。肺心有邪，其气留于两肘；肝有邪，其气留于两腋；脾有邪，其气留于两髀；肾有邪，其气留于两腘。

素問

夫瘧皆生於風陰陽上下交爭虛實更作陰陽相
移也陽病者上行極而下陰病者下行極而上陽虛
生外寒陰盛生內寒陽盛生外熱陰虛生內
熱故有交爭更作

陽并於陰則陰實而陽虛陽
相移之患

明虛則寒慄鼓頷也出大迎循頰車先傷於寒而後

傷於風故先寒而後熱也病以時作名曰寒瘧先傷

於風而後傷於寒故先熱而後寒也亦以時作名曰

溫瘧其但熱而不寒者陰氣先絕陽氣獨發手足熱

而欲嘔名曰癉瘧　溫瘧者得之冬中於風寒氣內藏至春陽氣大發故先熱而後寒癉

瘧者肺素有熱氣盛於身　　陽氣獨發故但熱而不寒

陰陽虛而陰盛故先寒慄也陽與陰復并於外則陰

虛而陽實故先熱而渴　陰盛則胃寒故欲飲　刺瘧篇足太陽

之瘧寒從背起先寒　後熱熇熇然熱止汗出甚足陽明之瘧先寒後熱熹見日月光

《素问》夫疟皆生于风，阴阳上下交争，虚实更作，阴阳相移也。阳病者，上行极而下。阴病者，下行极而上。阳虚生外寒，阴盛生内寒。阳盛生外热，阴虚生内热，故有交争更作相移之患。阳并于阴，则阴实而阳虚。阳明虚，则寒栗鼓颔也。阳明胃脉，循颐出大迎，循颊车。先伤于寒，而后伤于风，故先寒而后热也。病以时作，名曰寒疟。先伤于风，而后伤于寒，故先热而后寒也，亦以时作，名曰温疟。其但热而不寒者，阴气先绝，阳气独发。手足热而欲呕，名曰瘅疟。温疟者，得之冬，中于风，寒气内藏，至春阳气大发，故先热而后寒。瘅疟者，肺素有热，气盛于身，阳气独发，故但热而不寒。夫疟之始发也，阳气并于阴，阳虚而阴盛，故先寒栗也。阳与阴复并于外，则阴虚而阳实，故先热而渴。阴盛则胃寒，故战栗。阳盛则胃热，故欲饮。《刺疟篇》：足太阳之疟，寒从背起，先寒后热；足少阳之疟，热不甚，寒不甚，热多，汗出甚；足阳明之疟，先寒后热，喜见日月光；

表裡相傳

足太陰之瘧好太息不嗜食多寒熱足少陰之瘧令
人善嘔吐熱多寒少足厥陰之瘧令人腰痛少腹滿

問肺之令人欬何也五藏六腑皆令人欬非獨肺也

素　　五藏六腑之邪皆能上歸皮毛者肺之合也先受邪
於肺而為欬也

氣則肺寒故為肺欬喉咽腫肺欬之狀欬而喘息有音甚則
唾血心欬之狀欬則心痛

咽腫肝欬之狀欬甚則兩脅下痛甚則不能轉側腰痛引背
甚則右脅下痛陰陰引肩背甚則不可以動動則咳劇
腎欬之狀欬則腰背相引而痛甚則咳涎

甚則咳延五藏久咳乃移於六府胃欬之狀欬而嘔嘔甚則
膽欬之狀欬嘔膽汁大腸欬狀欬而遺矢
欬而失氣氣與欬俱失小腸欬狀欬而遺溺天小腸欬
狀三焦欬之狀欬而腹滿皆聚于胃關于肺

風寒濕合
而為痹
　行痛著三
痹

素
問風寒濕三氣雜至合而為痹也
　　　　　　　　　　合中有分其風氣
　　　　　　　　　　分中有合以

勝者為行痹三氣各以一氣主病合中有分風氣行
　　　　　　　　　　數變故走易不定者為行痹俗云流火

寒氣勝者為痛痹陰寒濕氣勝者為著痹著而不移以冬

遇此者為骨痹腎主骨此指骨髓痠痛名骨痹

以春遇此者為筋痹痛不可以行　　以夏遇此者為

足太阴之疟，好太息，不嗜食，多寒热；足少阴之疟，令人善呕吐，热多寒少。足厥阴之疟，令人腰痛，少腹满。

《素问》肺之令人咳何也？五脏六腑皆令人咳，非独肺也。五脏六腑之邪，皆能上归于肺，而为咳也。皮毛者，肺之合也，先受邪气则肺寒，故为肺咳。肺咳之状，咳而喘息有音，甚则唾血。心咳之状，咳则心痛，甚则咽肿。肝咳之状，甚则两胁下痛，不能转侧。脾咳之状，咳则右胁下痛，动则咳剧。肾咳之状，咳则腰背引痛，甚则咳涎。五藏久咳，乃移于六府，胃咳之状，咳而呕。胆咳之状，咳呕胆汁。大肠咳状，咳则遗矢。小肠咳状，咳而失[1]气。膀胱咳状，咳而遗溺。三焦咳状，咳而腹满，皆聚于胃，关于肺。

眉批：表里相传。

眉批：风、寒、湿，合而为痹。

《素问》风、寒、湿，三气杂至，合而为痹也。合中有分，分中有合。其风气胜者为行痹。三气各以一气主病，合中有分。风者善行数变，故走易不定者，为行痹，俗云流火。寒气胜者为痛痹，阴寒为痛。湿气胜者为着痹，着而不移。以春冬遇此者为骨痹。肾主骨，此指风寒湿也。骨重不可举，骨髓酸痛，名骨痹。

眉批：行痛著之痹。

以春遇此者为筋痹，肝主筋，筋挛骨痛不可以行。以夏遇此者为

---

① 失：疑作"矢"。

脉痹心主以至陰遇此者為肌痹至陰即四季也脾主肌肉肌膚盡痛肌痹

以秋遇此者為皮痹皮肺主痛者寒氣多也有寒故痛

也陰寒凝聚其不痛不仁者病久入深營衛之行濇而作痛

氣血經絡空踈故不痛者重皮膚不營故為不仁麻木不足

肺痹者煩滿以心火旺而金燥也心痹者脉不通煩則心下鼓肝痹者夜卧則驚多飲數小便腎痹者善脹尻以代踵脊以代頭

門不利脾痹者四肢解墮脾腸痹者數飲而出不得胞痹者少腹膀胱按之内痛凡不痛之痹有五痹在于骨

素問肺熱葉焦則皮毛虛弱急薄著則生痿躄也皮毛肺主

傳精布氣肺熱葉焦則不能翰精於皮毛故虛弱急薄膚燥看而腰躄不能行猶木皮剝則不能行於枝幹而枯也先為肌肉頑痿

故大經空虛亡血發為肌痹傳為脉痿次為脉痿住腰不利也

入房太甚宗筋弛縱發為筋痿肌肉濡漬痹而不仁

發為肉痿害皮肉筋脉地之濕氣感則骨枯髓虛足不任身發為

脉痹，心主脉。以至阴阳此者为肌痹。至阴，即四季也。脾主肌肉，肌肤尽痛，肌痹。以秋遇此者为皮痹，肺主皮。痛者寒气多也，有寒故痛也，阴寒凝聚而作痛。其不痛不仁者，病久入深，营卫之行涩，气血不足。经络空疏，故不痛。不痛者重。皮肤不营，故为不仁。顽痹麻木，肺痹者烦满，以心火旺而金燥也。心痹者，脉不通，烦则心下鼓。肝痹者，夜卧则惊，多饮，数小便。肾痹者，善胀，关门不利。脾痹者，四肢解堕。肠痹者，数饮而出不得。胞痹者，少腹膀胱，按之内痛。凡不痛之痹有五，痹于骨则重。在于脉，则血凝而不流。在于筋，则屈不伸。在于肉，则不仁。在于皮，则寒。凡痹逢寒则筋急，逢热则筋弛。

眉批：**肺叶焦则生痿躄。**

《素问》肺热叶热，则皮毛虚弱。急薄者，则生痿躄也。肺主皮毛，传精布气，肺热叶焦，则不能输精于皮毛，故虚弱急薄。肤燥者，而痿躄不能行，犹木皮剥，则不能行于枝干而枯也。故大经空虚，亡血故虚。发为肌痹，传为脉痿。先为肌肉顽痹，次为脉痿（胫不任也）。入房太甚，宗筋弛纵，发为筋痿。肌肉濡渍，痹而不仁，发为肉痿。地之湿气，感则害皮肉筋脉。骨枯髓虚，足不任身，发为

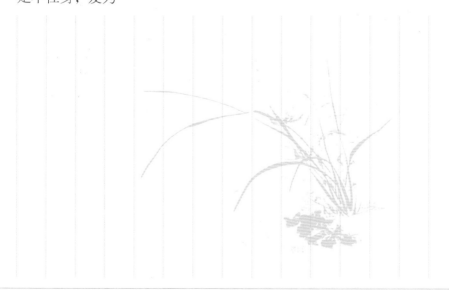

骨痿生於大熱也因於腎惡燥

肺熱者色白而毛敗心熱者色赤而絡脉溢肝熱者

色蒼而爪枯爪者筋之餘脾熱者色黃而肉蠕動腎熱者

色黑而齒稿齒者骨之餘

問素陽氣衰於下則為寒厥陰氣衰於下則為熱厥

足則厥逆陽氣日損陰氣獨在故手足為之寒也腎石絲於上

氣日衰陰精陽氣獨勝故手足為之熱也陽氣入則精其生氣

胃不和胃不和則精氣竭精氣竭則不營其

四支也陽明之義此亦獨取

寒盛則脹熱盛則不知人巨陽之厥足不能行發為

顛仆陽明之厥癲疾走呼妄見妄言少陽之厥暴聾

頰腫骭不可以運太陰之厥腹滿䐜脹不得臥

厥陰之厥少腹腫痛腹脹涇溲不利好臥腫胻內熱

○凡病多以旦慧晝安夕加夜甚蓋朝則人氣始生病

氣衰故旦慧日中人氣長長則勝邪故安夕則人氣

骨痿。生于大热也，因于肾恶燥。

肺热者，色白而毛败。心热者，色赤而络脉溢。肝热者，色苍而爪枯。爪者，筋之余。脾热者，色黄而内蠕动。肾热者，色黑而齿稿^①。齿者骨之余。

《素问》阳气衰于下，则为寒厥。阴气衰于下，则为热厥。下不足，则厥逆而至于上。阳气日损，阴气独在，故手足为之寒也。肾气日衰，烁其阴精。阳气独胜，故手足为之热也。阳气入，则胃不和。胃不和，则精气竭。不能生精生气。精气竭，则不营其四支也。此亦独取阳明之义。

寒盛则胀，热盛则不知人。巨阳之厥，足不能行，发为眴仆。阳明之厥，癫疾走呼。妄见妄言。少阳之厥，暴声颊肿，䯊不可以运。太阴之厥，腹满拒纳，呕食不得卧。厥阴之厥，则少腹肿痛，腹胀，泾溲不利，好卧，肿胕内热。凡病多以旦慧昼安，夕加，夜甚。盖朝则人气始生，病气衰，故旦慧、日中，人气长，长则胜邪，故安。夕则人气

① 稿：当作"槁"。

始夜布氣始盛故加於夜半人氣
入藏邪氣獨居於身故甚也

脉要

素問春脉如弦春脉者肝也東方木也萬物之所以始
生也故其氣端直以長故曰弦反此者病而強此謂
太過病在外其氣來不實而微此謂不及病在咔有
餘為外感不足為內傷太過則令人善忘不及則令
人胷痛引背

夏脉如鈎夏脉者心也南方火也萬物之所
以盛長也故其氣來盛去衰故曰鈎反此者病其氣來盛

脉要

始衰，邪气始盛，故如夜半，人气入藏，邪气独居于身，故甚也。

脉　要

《素问》春脉如弦，春脉者肝也，东方木也，万物之所以始生也，故其气端直以长，故曰弦，反此者病。其气来实而强，此谓太过。病在外，其气来不实而微，此谓不及。病在外，有余为外感，不足为内伤，太过则令人善忘，不及则令人胸痛引背。夏脉如钩，夏脉者心也，南方火也，万物之所以盛长也。故其气来盛去衰，故曰钩，反此者病。其气来盛

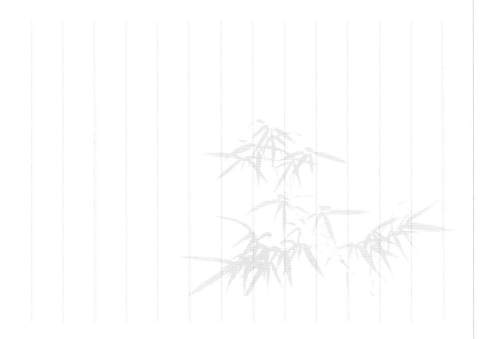

去亦盛此謂太過其氣來不盛去反盛此謂不及太
過在外不及在中太過則令人身熱膚痛不及則令
人欬喘心
人秋脉如浮秋脉者肺也西方金也萬物之所
以收成也故其氣輕虛以浮故曰浮反此者病
而堅此謂太過病在中外其氣來毛而微此謂
不及病在中太過則令人逆氣而背痛愠愠不
而冬脉如營
歃石脉如營中之象
冬脉者腎也北方水也萬物
之所以合藏也故其氣來沉以搏故曰營反此者病

其氣來如彈石者此謂太過病在外其去如數者
此謂不及病在中太過則令人解㑊不
弱不弱此不壯此謂病在中外其氣來解㑊不寒熱不寒熱
愠愠然病腹腎水不能濟心太谿腹滿小便變
脾脉者土也孤臟以灌四時者也
脾位中央故灌四傍
善者不可見惡者不可見
脾有功於四臟善則四臟之壞者
此謂不及病在中善則四臟赤病矣其來
如水之流者此謂太過病在外如鳥之喙者
反病在中其不及則令人九竅不通名曰重強此謂不
皆不和溜也然如真臟脉見則死
循刀刃責責然如按琴瑟色青白不澤毛折乃死

去亦盛，此谓太过，其气来不盛，去反盛，此谓不及。太过在外，不及在中，太过则令人身热肤痛，不及则令人烦心咳唾。秋脉如浮，秋脉者肺也，西方金也，万物之所以收成也，故其气轻虚以浮，故曰浮，反此者病。其气来毛而坚，此谓太过，病在中外。其气来毛而微，此谓不及，病在中，太过则令人逆气而背痛，不及则令人喘气而咳。冬脉如营。有营守乎中之象。冬脉者肾也，北方水也，万物之所以合藏也，故其气来沉以搏，故曰营。反此者病。其气来如弹石者，此谓太过，病在外，其去如数疾者，此谓不及，病在中，太过则令人解㑊，寒不寒，热不热，弱不弱，壮不壮，脊痛，少气不欲言，其不及则令人心悬如病肌，肾水不能济心火，脊痛，腹满，小便变。

脾脉者土也，孤脏以灌四时者也。不主四时，故云孤脏脾位中央，故灌四脏。善者可见，恶者不可见。脾有功于四脏，善则四脏之善，脾病则四脏亦病矣。其来如水之流者，此谓太过，病在外，如鸟之喙者，此谓不及。病在中，其不及则令人九窍不通，名曰重强，脏气皆不和顺也。见其脏脉死症，真肝脉至，中外急，如循刀刃责责然，如按琴瑟弦，色青白不泽，毛折乃死，

由衞氣散絕也真心脉至堅而搏如循薏苡子累累
然色赤黑不澤毛折乃死真肺脉至大而虛如以毛
羽中人膚色白赤不澤毛折乃死真腎脉至搏而絕
如指彈石辟辟然色黑黃不澤毛折乃死真脾脉至
弱而乍數乍踈色黃
青不澤毛折乃死

素問夫脉者血之府也　榮行脉中脉實　長則氣治氣足為

問短則氣病短不足為數則煩心脉虛　大為病進尖為上盛　邪盛

寸口則氣高下盛中尺則氣脹門不利故脹　腎者胃之關關門　代則氣衰

動而中　細則氣少濇則心痛濇為　血少
止曰代

五邪所見春得秋脉夏得冬脉長夏得春脉秋得
夏脉冬得長夏脉皆五行相尅名曰陰出之陽謂
真臟陰脉出於陽和脉之上○經脉為裡支而橫
者為絡絡之別者為孫

素問邪氣盛則實精氣奪則虛氣虛者肺虛也　肺主氣

逆者足寒也上盛非其時則生之時　當其時則死

遇相尅之時　下虛非其時則生　相尅之時
餘臟皆如此

脉要

由卫气败绝也。真心脉至，坚而搏，如循薏苡子累累然，色赤黑不泽，毛折乃死。真肺脉至，大而虚，如以毛羽中人肤，色白赤不泽，毛折乃死。真肾脉至，搏而绝如指弹石辟辟然，色黑黄不泽，毛折乃死。真脾脉至，弱而乍数乍疏，色黄青不泽，毛折乃死。

《素问》夫脉者，血之府也。荣行脉中，脉实血实，脉虚脉虚。长则气治，长为气足。短则气病，短为不足。数则烦心，数疾为热。大为病进，大为邪盛。上盛寸口则气高，下盛尺中则气胀。肾者胃之关，关门不利，故胀。代则气衰，动而中止曰代。细则气少，涩则心痛。涩为血少。

五邪所见，春得秋脉，夏得冬脉，长夏得春脉，秋得夏脉，冬得长夏脉，皆五行相克，名曰阴出之阳，谓真脏阴脉，出于阳和脉之上口。经脉为里，支而横者为络，络之别者为孙。

《素问》邪气盛则实，精气夺则虚。气虚者，肺虚也。肺主气。气逆者，足寒也。上盛下虚。非其时则生。非相克之时。当其时则死。遇相克之时，余藏皆如此。

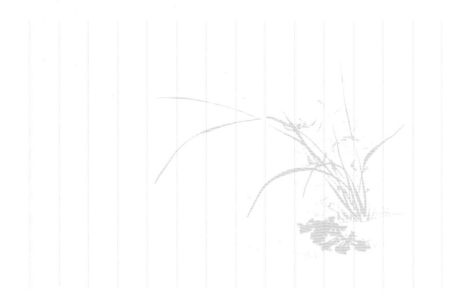

緩急大小濇滑六脉

脉粗大者，陰不足陽有餘，為熱中也。來疾去徐，上實下虛；來疾去疾，上盛下虛也。細數者寒熱也。濇者陽氣有餘也，滑者陰氣不足也。三陽急為瘕，二陰急為疝，二陽急為驚不。

緩急大小濇滑六脉

靈樞：諸急者脉多寒，緩者多熱，屬數。大者多氣少血，小者氣血皆少。滑者陽氣盛微有熱，濇者少血少氣。諸小者，陰陽形氣俱不足。

腹脹身熱脉大，一逆也；腹鳴而滿，四肢冷泄，二逆也；衄不止脉大，三逆也；咳且溲血脱形，其脉小勁，是四逆也；欬脱形身熱脉小以疾是也。如是者不過十五日死。

其腹脹大，四末清，脱泄甚，一逆也；腹脹便血，其脉大時絕，是二逆也；溲血形肉脱，脉搏是三逆也；血胸滿脉小以疾火盛，是四逆也；欬嘔腹脹殞泄其脉絕也。如是者不及一時而死也。

何謂五逆？熱病脉靜，汗出脉反躁盛，一逆也；病泄脉洪大，二逆也；著痺不移，身熱脉偏絕，三逆也；奪形身熱及後下血衃凝，四逆也；寒熱奪形，脉堅搏真臟脉見，五逆也。

脉來五十動而不一代者，五臟皆受氣。四十動一代者，一臟無氣；三十動一代者，二臟無氣；二十動一代者，三臟無氣；十動一代者，四臟無氣；不滿十動一代者，五臟無氣，予之短期。

脉要

脉粗大者，阴不足，阳有余，为热中也。来疾去徐，上实下虚。来徐去疾，上虚下实。沉细数者，少阴厥也。沉细数者，寒热也。涩者，阳气有余也。滑者，阴气不足也。三阳急为瘕，三阴急为疝，二阴急为痫，二阳急为惊。

眉批：缓急、大小、涩滑六脉。

《灵枢》诸急者脉急多寒，数者多热，按热当属数。大者多气少血，小者气血皆少，滑者气盛微热，涩者少血少气。诸小者，阴阳形气俱不足。腹胀身热，脉大，一逆也。腹鸣而满，四肢冷泄，二逆也。衄不止，脉大，三逆也，咳且溲，血脱形，其脉小劲（小不宜劲），四逆也，咳脱形，身热脉小，以疾（小不宜疾），五逆也。如是者，不过十五日死。其腹胀大，四末清脱，泄甚，一逆也。腹胀，便血，其脉大，时绝，是二逆也。咳溲血，形肉脱，脉搏，是三逆也。呕血胸满，脉小疾，虚火盛，是四逆也。上咳呕，中腹胀，下飧泄，其脉绝，是五逆也。如是者，不及一时而死矣。何谓五逆？热病脉静（阳症见阴脉），汗出，脉反盛躁（病不汗衰），为一逆也。病泄，脉洪大，二逆也。着痹不移，身热脉偏绝，三逆也。夺形身热，及后下血衃，凝黑。四逆也，寒热夺形，脉坚抟，真脏脉见。五逆也。

脉来五十动而不一代者，五脏皆受气。四十动一代者，一脏无气。三十动一代者，二脏无气。二十动一代者，三脏无气。十动一代者，四脏无气。不满十动一代者，五脏无气，予之短期。

靈樞

經脈十二而手太陰足陰陽明獨動不休何也　之肺

太淵腎之大谿胃之人迎　衝陽　皆動而不休者　陽

曰是明胃脉也　先明胃脉　方知肺脉　受水穀

胃氣者生　故脈中有胃為五穀之海其清氣上注於肺而化精

微之氣以　故陰陽上下其動也若一或行於陰或

上注於肺　於陽或升於上

或降於下而形為賡鉤毛石薯脈雖各不同然其合

於時應於臟其動也則若一矣

陽病而陽脉小者為逆陰病而陰脉大者為逆脈宜

浮大小為陽症見陰脉陰症見陽脉　故陰陽俱靜俱動若引

脈宜況細大為陰症見陽脉

繩相傾者病也　死脈至如火薪然不定螫螫心精奪也草枯

死脈至如丸泥胃津不足也於夏棗華而死　脈至如橫格

膽氣不足也於冬華落而死　脈至如弦縷胞精不足也病善言

下霜而死不言可治胞脈繫於腎脈至如綿泉見三十日死　脈至如涌泉浮鼓肌中太陽氣不足也少氣味韭英而死　脈至如頹土之

太陽氣不足也五色先見黑白壘發死　狀按之不得如上膚十二俞之不足也水凝而死　脈至如懸雍　脈至如偃刀

　　　　　　　　　纂要

《灵枢》经脉十二，而手太阴、足阳明独动不休，何也？肺之太渊，肾之大溪，胃之人迎，皆动而不休。曰，是明胃脉也。先明胃脉，方知肺脉，故脉中有胃气者生。胃为五谷之海，其清气上注于肺。受水谷而化精微之气，以上注于肺。故阴阳上下，其动也若一。或行于阴，或行于阳，或升于上，或降于下，而形为弦、钩、毛、石等脉，虽各不同，然其合于时，应于脏其动也，则若一矣。

阳病而阳脉小者为逆，阴病有脉大者为逆，阳症脉，宜浮大，小为阳症见阴脉。阴症脉，宜沉细，大为阴症见阳脉。故阴阳俱静俱动。若引绳，相倾者病。凡脉至如火薪然（瞥瞥不定），心精夺也。草枯而死，脉至如散叶，肝气虚也，木叶落而死，脉至如省客（省问之客，倏来倏去），肾气不足也，于夏枣华而死。脉至如丸泥，胃津不足也，榆荚落而死（秋深），脉至如横格，胆气不足也，禾熟而死。脉至如弦缕，胞精不足也，病善言，下霜而死，不言可治（胞脉系于肾，肾脉侠舌本，胞气不足，当不能言，今反能言，真气内绝，而外出也）。脉至如绞漆，左右傍至也，微见三十日死。脉至如涌泉（有出无入），太阳气不足也。气不足，口无味，长夏韭英而死。脉至如颓土之状，按之不得，肌气不足也，五色先黑白，垒发死（瘭疹见于肌上）。脉至如悬雍（人上腭名悬雍），十二俞之不足也（背有十二经之俞穴），水凝而死，脉至如偃刀，

浮之小急按之堅大而急五藏菀熟寒熱獨并於腎也此
其人不得坐立春脉至如九滑不直手按之不可得大腸之
氣不足也初夏棗葉生而死棗至如萆者虛顛令人善恐不欲坐臥
行立常聽小腸脉是小陽氣予不足也季秋脉而死○天奇論此篇脉名脉
狀不必強解以意會之可也○凡婦人懷子多有嘔噫頭痛諸病然
形雖病而脉不病足少陰腎脉動甚者妊子也

診候

素間常以平旦陰氣未動陽氣未散飲食未進經脉
未盛氣血未亂絡脉調匀故乃可診有過之脉過謂
診法
病也

切脉動靜診脉而視精明精氣察五色觀五臟有餘
不足六府強弱診證形之盛衰形以此參伍決生死之
分時與脉為期期而相失知脉所分分之有期故知死時
春應中規夏應中矩秋應中衡冬應中權沉陰陽有
微妙在脉不可不察察之有紀從陰陽始始之有經
從五行生生之有度四時為宜補寫勿失與天地如
一是故聲合五音色合五行脉合陰陽之春日浮如魚夏

診候

浮之小急，按之坚大而急，五藏菀热，寒热独并于肾也，如此其人不得坐，立春而死。脉至如丸滑不直，手按之不可得，大肠之气不足也，初夏枣叶生而死。脉至如华者（虚弱之意），令人善恐，不欲坐卧，行立常听（小肠脉入耳中），是小肠气予不足也，季秋而死。《天奇论》此篇脉名脉状，不必强解，以意会之可也。凡妇人怀子，多有呕恶头痛诸病，然形虽病，而脉不病，足少阴肾脉，动甚者，妊子也。

诊　候

《素问》诊法常以平旦，阴气未动，阳气未散，饮食未进，经脉未盛，气血未乱，络脉调匀，故乃可诊。有过之脉，过谓病也。切脉动静，脉诊而视精明，精气神明。察五色，色诊。观五脏有余不足，六府强弱，证诊形之盛衰，形诊以此参伍，决生死之分。春应中规（圆滑），夏应中矩（方大），秋应中冲（涩平），冬应中权（沉石）。阴阳有时，与脉为期，期而相失，知脉所分，分之有期，故知死时。

微妙在脉，不可不察，察之有纪，从阴阳始。始之有经，从五行生，生之有度，四时为宜。补写勿失，与天地如一。是故声合五音，色合五行。脉合阴阳。春日浮，如鱼之游在波。夏

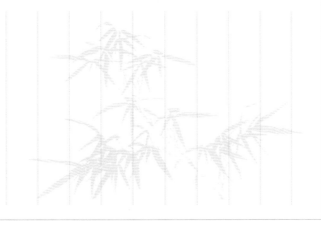

曰眉在眉泛：平萬物有餘秋日下眉蟄蟲將去將
陽氣漸降如蟲之欲蟄藏也冬日在骨蟄蟲周密知
內者按而紀之臟而在府知外者終而始之夫在經此六者持
脈之大法四時表裡必須明辨

必先度其形之肥瘦瘦人脈況以調其氣之虛實肥
血實氣虛瘦實則瀉之虛則補之紲肥瘦
人氣實血虛瘦實則瀉之虛則補之而言
形盛脈細少氣不足以息者危形瘦脈大胸中喘滿
者死形氣相得者生參伍不調者病三部九候皆相
失者死目內陷者一死屬諸脈皆察九候獨小者病獨大
者病獨九候之中有一部獨疾者病獨遲者病獨熱者病

獨寒者病獨況伏者病此七候又有其脈下疎下數乍
遲乍疾者危凡此診之法凡色多青則痛多黑則痺黃
赤則熱多白則寒五色皆現則寒熱也凡未診脈者必問
後戕雖不中邪病從內生名曰脫營嘗富後貧名曰失精
失者病獵大部之小下有同

故飲食過飽汗出於胃驚而奪精汗出持重遠行汗
出於腎搖體勞苦汗出於脾疾走恐懼汗出於肝

運氣

甲己之歲土運統之甲化土己乙庚之歲金運統之乙庚化金鎮

日肤^① 在肤，泛泛乎万物有余。秋日下肤，蛰虫将去，将阳气渐降，如虫之欲蛰藏也。冬日在骨，蛰虫周密，知内者按而纪之（内而在脏在府），知外者终而始之（外而在表在经）。此六者，持脉之大法，四时表里，必须明辨。

必先度其形之肥瘦，肥人脉沉，瘦人脉浮。以调其气之虚实。肥人血实气虚，瘦人气实血虚。实则泻之，虚则补之。统肥瘦而言。

形盛脉细，少气不足以息者危。形瘦脉大，胸中喘满者死。形气相得者生，参伍不调者病。三部九候，皆相失者死，目内陷者死（诸脉皆属于目），察九候独小者病，独大者病（九部之中，有一部独大、独小，下同）。独疾者病，独迟者病，独热者病，独寒者病，独沉伏者病（此九候，又有七诊之法）。其脉乍疏乍数，乍迟乍疾者危。凡色多青则痛，多黑则痹，黄赤则热，多白则寒，五色皆现，则寒热也。凡未诊脉者，必问尝贵后贱，虽不中邪，病从内生，名曰脱营。尝富后贫，名曰失精。

眉批：汗为心液，然五藏各有汗。

故饮食过饱，汗出于胃。惊而夺精，汗出于心。持重远行，汗出于肾。摇体劳苦，汗出于脾。疾走恐惧，汗出于肝。

运　气

甲己之岁，土运统之，甲己化土。乙庚之岁，金运统之。乙庚化金。

---

① 肤：疑衍。

五運

丙辛之歲水運統之 丙辛之化水

戊癸之歲火運統之化戊癸

丁壬之歲木運統之 化丁壬 丁壬化木

司天

子午之歲上見少陰 上謂司天則

見太陰 太陰司天 寅申之歲上見少陽 陽明在泉

丑未之歲上 少陽司天則

卯酉之歲上見陽明 少陰在泉 厥陰在泉

邘酉之歲上見陽明 司天

辰戌之歲上見太陽

太陽司天 己亥之歲上見厥陰 少陽在泉所謂

太陰在泉 厥陰司天所謂

六氣

標也厥陰所謂終也 自子午少陰始 至巳亥厥陰終

厥陰之上風氣主之 風木少陰之上熱氣主之 熱

少陽之上相火主之 火太陽之上寒氣主之 寒所謂本也 六氣為三

少陽之上濕氣主之 土

燥氣主之 金太陽之上濕 少陽之上 太陰

陰三陽之本 是謂六元 化而為六也 真元一氣

運氣

六氣司治

厥陰司天其化以風少陰司天其化以熱太陰司天

眉批：五运。

丙辛之岁，水运统之。丙辛化水。丁壬之岁，木运统之。丁壬化木。戊癸之岁，火运统之。戊癸化火。

眉批：司天。

子午之岁，上见少阴。上谓司天，少阴司天，则阳明在泉。丑未之岁，上见太阴。太阴司天，太阳在泉。寅申之岁，上见少阳。少阳司天，则厥阴在泉。卯酉之岁，上见阳明。阳明司天，少阴在泉。辰戌之岁，上见太阳。太阳司天，太阴在泉。己亥之岁，上见厥阴。厥阴司天，少阳在泉。少阴所谓标也，厥阴所谓终也。自子午少阴始，至己亥厥阴终。

眉批：六气。

厥阴之上，风气主之。风木。少阴之上，热气主之。热火。太阴之上，湿气主之。湿土。少阳之上，相火主之。火热。阳明之上，燥气主之。燥金。太阳之上，寒气主之。寒水。所谓本也，六气为三阴三阳之本。是谓六元。是真元一气，化而为六也。

眉批：六气司治。

厥阴司天，其化以风。少阴司天，其化以热。太阴司天，

上海蔡氏妇科历代家藏医著集成　素灵纂要

司天六淫　在泉六淫　侮反受邪

其化以濕少陽司天其化以火陽明司天其化以燥

太陽司天其化以寒、

氣有餘則制已所勝而侮所不勝　侮如金之類

其不及則已所不勝侮而乘之已所勝輕而侮之　金如

既尅木、而土侮反受邪　始於侮彼求勝終則已反受邪　侮而受邪寒如

於畏也必有所畏憚乃能守位　謂尅制也五行之氣

歲厥陰在泉、風淫所勝、民病振寒、心痛支滿、兩
脇裡急歲少陰在泉之年酒熱淫所勝民病腹鳴氣端寒
熱皮膚痛歲太陰在泉濕淫所勝民病飲積心痛耳
聾欲過濕則喉嗌腫喉痺歲少陽在泉火淫所勝民病注泄
寒更至少腹痛溺赤歲陽明在泉记尅火淫所勝民病嘔苦
善太息心脇痛歲太陽在泉地冤寒淫所勝民病少腹控睪
引腰脊上冲心痛○司天六淫

厥陰司天之年風淫所勝民病胃脘當心而痛上支兩脇
少陰司天之年熱淫所勝民病胸中煩熱右胠滿皮膚痛
寒熱更至太陰司天之年濕淫所勝民病身無膏澤足痿
少陽司天之寅申火淫所勝民病頭
骨痛胃熱主腰脊頭項痛少陽居半陽明
痛發熱惡寒而瘧痎表裡陽明居半陽明司天之卯酉燥淫所勝民病

其化以湿。少阳司天，其化以火。阳明司天，其化以燥。太阳司天，其化以寒。

眉批：侮反受邪。

气有余则制己所胜，而侮所不胜。如木既克土，而反侮金之类。其不及，则己所不胜，侮而乘之。己所胜，轻而侮之。如金既克木，而土反凌木之类。侮反受邪，始于侮彼求胜，终则己反受邪。侮而受邪，寡于畏也。畏谓克制也，五行之气，必有所畏惮，乃能守位。

眉批：在泉六淫。

岁厥阴在泉（寅申之年），风淫所胜，民病振寒，心痛，支满，两胁里急。岁少阴在泉（卯酉之年），热淫所胜，民病腹鸣，气喘，寒热，肤痛。岁太阴在泉（辰戌之年），湿淫所胜，民病饮积心痛，耳聋（火遇湿则畏，窍遇湿则障），嗌肿喉痹。岁少阳在泉（己亥之年），火淫所胜，民病注泄，寒热更至，少腹痛，溺赤。岁阳明在泉（子午之年）。燥淫所胜，民病呕苦，善太息，心胁痛，嗌干，面尘，身无膏泽。岁太阳在泉（丑未之年），寒淫所胜，民病少腹控睾引腰脊，上冲心痛。司天六淫。

眉批：司天六淫。

厥阴司天（己亥之年）。风淫所胜，民病胃脘当心而痛，上支两胁。少阴司天（子午之年），热淫所胜，民病胸中烦热，右胁满，皮肤痛，寒热喘咳。太阴司天（丑未之年），湿淫所胜，民病胕肿（肾为土克，不能行水），骨痛（肾主骨），腰脊头项痛。少阳司天，寅申之年，火淫所胜，民病头痛，发热恶寒而疟（少阳居半表半里）。阳明司天（卯酉之年），燥淫所胜，民病

素灵纂要　运气

165

上海蔡氏妇科历代家藏医著集成　素灵纂要

左脇肋痛寒清於中感而瘧心脇暴痛　太陽司天之辰戌年

寒淫所勝民病厥心痛嘔血血泄溺善悲胸滿手熱

木得金而伐火得水而滅土得木而達成土之德也

金得火而缺水得土而絕萬物盡然不可勝竭

審治

素問諸風眩掉眩皆屬於肝風木諸寒收引皆屬於腎

寒性諸氣膹鬱皆屬於肺肺主諸濕腫滿皆屬於脾

縮急諸...

脾不運行諸痛痒瘡皆屬於心微則痒甚則痛諸瘡瘍皆屬心火火

泄皆屬於下腎也謂諸痿喘嘔皆屬於上上謂肺也諸嘔吐

酸皆屬於熱諸痙項強皆屬於濕諸暴強直皆屬於

風風性勁急二證相類諸病水液皆屬於寒有者求

而一屬濕一屬風

之無者求之或無水無火非熱非風盛者責之虛者

實之河間著原病式用病機十九條而末及十六字似屬缺典審治

左胁肋痛，寒清于中，感而疟，心胁暴痛。太阳司天（辰戌之年），寒淫所胜，民病厥心痛，呕血，血泄鼽衄，善悲，胸满手热。

木得金而伐，火得水而灭，土得木而达。木者疏土之气，成土之德也。金得火而缺，水得土而绝，万物尽然，不可胜竭。

审　治

《素问》诸风眩掉眩，皆属于肝。风木摇动。诸寒收引，皆属于肾。寒性缩急。诸气膹郁，皆属于肺。肺主气。诸湿肿满，皆属于脾。脾不运行。诸痛痒疮，皆属于心。疮疡皆属心火，火微则痒，火甚则痛。诸厥固泄，皆属于下。下谓肾也。诸痿喘呕，皆属于上。上谓肺也。诸呕吐酸，皆属于热。诸痉项强，皆属于湿。诸暴强直，皆属于风。风性劲急，二证相类，而一属湿，一属风。诸病水液，皆属于寒。有者求之，无者求之。或有热，有湿，有风，有寒，或无水，无火，非热非风。盛者责之，虚者责之。河间著《原病式》用病机十九条而未及十六字，似属缺典。

治勝復之法

風淫於內治以辛涼佐以苦甘以甘緩之以辛散之

金能勝木故治以辛涼過甚恐傷氣故佐以苦甘苦勝辛甘盖氣也木性急故甘以緩之木喜條達故

辛以散熱淫於內治以鹹寒佐以甘苦以酸收之

之濕淫於內治以苦熱佐以酸淡

發之水勝火故治以鹹寒甘勝於熱鹹寒甘佐之之所以防其鹹瀿於內故以苦

苦發之苦熱能燥濕酸木能制土淡能

以苦燥之以淡泄之苦能泄熱酸能利水使酸而非淡則味厚滲濕矣

火淫於內治以鹹冷佐以苦辛能散能潤苦能泄熱辛以酸收

之以苦發之與治熱燥淫於內治以苦溫佐以甘辛同

以苦下之火能勝金故治以苦溫甘辛能潤燥之熱內結以苦瀉之可也寒淫於內

治以甘熱佐以苦辛以鹹瀉之以辛潤之以苦堅之

土能制水熱能勝寒故治以甘熱傷寒內熱者以鹹瀉之腎苦燥故以辛潤之腎欲堅故以苦堅之

治諸勝復寒者熱之熱者寒之溫者凉之凉者溫之

審治

风淫于内，治以辛凉，佐以苦甘，以甘缓之，以辛散之。金能胜木，故治以辛凉，辛过甚，恐伤气，故佐以苦甘。苦胜辛，甘益气也。木性急，故甘以缓之，木喜条达，故辛以散之。热淫于内，治以咸寒，佐以甘苦，以酸收之，以苦发之。水胜火，故治以咸寒。甘胜咸，佐之所以防其过也。心苦缓，故以酸收之，热郁于内，故以苦发之。湿淫于内，治以苦热，佐以酸淡。湿上盛而热，治以苦温，佐以甘辛。以苦燥之，以淡泄之。苦热能燥湿，酸木能制土，淡能利水，使酸而非淡，则味厚滋湿矣。火淫于内，治以咸冷，佐以苦辛。苦能泄热，辛能散能润。以酸收之，以苦发之。与治热淫同。燥淫于内，治以苦温，佐以甘辛，以苦下之。火能胜金，故治以苦温，甘辛能润燥，燥热内结，以苦泻之可也。寒淫于内，治以甘热，佐以苦辛，以咸泻之，以辛润之，以苦坚之。土能制水，热能胜寒，故治以甘热。伤寒内热者，以咸写之。肾苦燥，故以辛润之，肾欲坚，故以苦坚之。

眉批：治胜复之法。

治诸胜复，寒者热之，热者寒之，温者凉之，凉者温之，散者收之，鬱者散之，燥者潤之，急者緩之，堅者耎之，脆者堅之，衰者補之，強者瀉之，各安其氣，必清必靜，則病氣衰去。○○○寒者熱之，熱者寒之，微者逆之，甚者從之。微者猶人火也，可濕伏可以水折；甚者猶龍火也，激則愈熖，順其性而散之。堅者削之，客者除之，勞者溫之，結者散之，留者攻之，養者和之，溫者。之燥者濡之，急者緩之，散者收之，損者益之，逸者行之。驚者平之，上吐下瀉，摩之浴之，薄之漸劫之，開之發之，適為故事。

何謂逆從，曰逆者正治，從者反治。治寒以熱，治熱以寒，逆病氣者謂之。正治以寒治熱而佐以熱藥，以熱治寒而佐以寒藥，順病氣者謂之反治。

反治何謂，曰熱因寒用，寒因熱用，塞因塞用，通因通用。必伏其所主，先其所因，審治。所生之病而先其所因，所因之法，其始則同其散者收之，郁者散之，燥者润之，急者缓之，坚者软之，脆者坚之，衰者补之，强者泻之，各安其气，必清必静，则病气衰去。寒者热之，热者寒之，微者逆之，甚者从之，微者犹人火也，可湿伏，可以水折，甚者犹龙火也。激则愈焰，顺其性而散之。坚者削之，客者除之，劳者温之，温养。结者散之，留者攻之，燥者濡之，急者缓之，散者收之，损者益之，逸者行之，惊者平之，上吐下泻之，摩之浴之，薄之渐磨劫之，开之发之，适为故事。

何谓逆从？曰逆者正治，从者反治。治寒以热，治热以寒，逆病气者，谓之正治，以寒治热，而佐以热药，以热治寒，而佐以寒药，顺病气者，谓之反治。

反治何谓？曰热因寒用，寒因热用，塞因塞用，通因通用，必伏其所主，所主之病。而先其所因，所因之法。其始则同，其

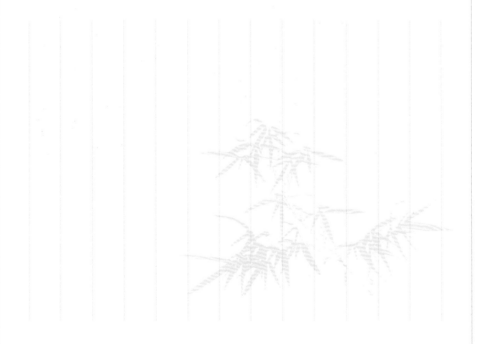

君臣佐使

上病下取　下病上取

終則異熱因寒用者如大寒內結以熱攻除寒甚格
大熱在中以寒攻治則不入以熱攻治則病增乃以
寒藥熱服入腹之後熱氣既消寒性遂行是寒因熱
用之例也治熱以寒溫而行之治寒以熱涼以行之
即此義也塞因塞用者如下焦虛之中氣壅胠脅滿
盛欲散滿則益虛其下欲補下則痞甚於中不如疎啟
中滿自除此塞因塞用也通因通用者如大熱內結
注瀉不止以熱藥之結復未陰以寒下之結散利止
此通因通用也其積寒久瀉以熱下之同此法也

靈樞方制君臣何謂也主病之謂君主治是病佐君之
謂臣應臣之謂使佐者謂臣使者為使病有遠近
證有中外內傷外感治有輕重重劑內者治內外者治外
內者陰經裡證盛之奪之汗之下之
外者陽經表證
病在上取之下下通其下而上病自愈
病在下取之上升其上上病下取下病愈
病在中傍取之病在中而經脈行於左右針灸熨藥
而傍取之終始篇云病在上者下取

终则异。热因寒用者，如大寒内结，以热攻除。寒甚格热，热不得前，则以热药冷服，下咽之后，冷体既消，热性便发，是热因寒用之例也。寒因热用者，如大热在中，以寒攻治，则不入，以热攻治，则病增。乃以寒药热服，入腹之后，热气既消，寒性遂行，是寒因热用之例也。治热以寒，温而行之，治寒以热，凉而行之，即此义也。塞因塞用者，如下焦虚乏，中焦气壅，肤胁满盛欲散，满则益，虚其下。欲补下则满甚于中，不知疏启其中，峻补其下，少服则资壅，多服则宣通。下虚既实，中满自除。此塞因塞用也。通因通用者，如大热内结，注泻不止，以热涩之，结复未除，以寒下之，结散利止，此通因通用也。其积寒久泻，以热下之，同此法也。

眉批：**君臣佐使**。

《灵枢》方制君臣何谓也？**主病之谓君**，主治是病者为君药。**佐君之谓臣，应臣之谓使**。佐者谓臣，应者为使。**病有远近**，久病新病，位远位近。**证有中外**，内伤外感。**治有轻重**，轻剂重剂。**内者治内，外者治外**。内者，阴经里证，外者，阳经表证。**盛之夺之，汗之下之**。

眉批：**上病下取，下病上取**。

病在上，取之下。通其下，而上病自愈。**病在下，取之上**。升其上，下病愈。**病在中，傍取之**。病在中，而经脉行于左右，针灸熨药而傍取之。《终始篇》云，病在上者，下取

寒熱溫涼服藥之法

之病在下者高取之病在腰者取
之胭此言刺法然脈理藥味亦有此法口又云頭有
疾取之足謂陽病取陰也足有疾取之上是陰病取
陽也中有疾傍取之中者為脾胃也旁者少陽甲膽也

治熱以寒溫而行之熱藥治寒以熱涼而行之涼
之熱藥服治寒以熱涼服
二者為治溫以清冷而行之清藥治清以溫熱而行
反治為正治○溫藥熱服之冷藥○必先歲氣無伐天和
之者為正治○溫藥熱服之○必先察歲運時令之
者為虛虛　　則傷天和
無盛盛無虛虛當瀉而補為盛盛
　　　　當補而瀉為虛虛

同病異治

西北之氣散而寒之東南之氣收而溫之所謂同病
異治也○西北人腠理密而食故宜熱故宜散宜寒東南人
寒固於外則熱鬱於內故宜散宜收故宜溫吳註西北氣寒
南氣熱鬱則氣泄於外寒生於內故宜清其內熱東
者其內寒是以有病同而治異故宜散其外泄溫
者蓋天氣與地宜不同也

五鬱治法

木鬱達之宣吐火鬱發之升散本鬱奪之下金鬱泄之解
便利小水鬱折之制其衝逆表

審治

之；病在下者，高取之；病在头者，取之足；病在腰者，取之腘。此言刺法。然脉理药味，亦有此法。又云，头有疾，取之足，谓阳病取阴也。足有疾，取之上，是阴病取阳也。中有疾，傍取之。中者，脾胃也。旁者，少阳甲胆也。

眉批：寒热温凉，服药之法。

治热以寒，温而行之。寒药热服。治寒以热，凉而行之。热药凉服，二者为反治。治温以清，冷而行之。清药冷服。治清以温，热而行之。温药热服，二者为正治。必先岁气，无伐天和。必察岁运时令之气，逆之则伤天和。无盛盛，无虚虚。当泻而补为盛盛，当补而泻为虚虚。

眉批：同病异治。

西北之气，散而寒之。东南之气，收而温之。所谓同病异治也。西北人，腠理密而食热，故宜散宜寒。东南人，腠理疏而食冷，故宜收宜温。吴注：西北气寒，寒固于外，则热郁于内，故宜散其内寒，清其内热。东南气热，热则气泄于外，寒生于内，故宜散其外泄，温其内寒。是以有病同而治异者，盖天气与地宜不同也。

眉批：五郁治法。

木郁达之，宣吐。火郁发之，升散。土郁夺之，泻下。金郁泄之，解表，利小便。水郁折之，制其冲逆。

治標治本

有其在標而求之於標有其在本而求之於本有其
在本而求之於標有其在標而求之於本故治有取
標而得者有取本而得者有逆取而得者有從取而
得者〔治得為逆〕病發而有餘本而標之先治其本後
治其標病發而不足標而本之先治其標後治其本
乃治之無後其時形氣相得
凡治病必先察其形氣色澤脉之盛衰病之新故

因病利導

春弦夏鈎秋浮冬營脉弱以滑是有胃氣命曰易治
取之以時合於時又勿後時待令形氣相失謂之難治
不澤謂之難已脉實以堅謂之益甚脉逆四時為不
治〔所謂逆四時者春得肺脉夏得腎脉秋得心脉冬得脾
脉皆五行相尅沉濇者命曰逆四時善治者治皮
毛其次治肌膚其次治經脉其次治六府其次治五藏
治五藏者半生半死
邪入藏則深且重矣〕
故因其輕而揚之汗而散之因其重而減之〔病之重
即去當以漸而減之者藥難〕
之即衰去其半之意形不足者溫之以氣精不足者補
〔審治〕

眉批：治标治本。

有其在标，而求之于标。有其在本，而求之于本。有其在本，而求之于标。有其在标，而求之于本。故治有取标而得者，有取本而得者，有逆取而得者，有从取而得者。治反为逆，治得为从。病发而有余，本而标之，先治其本，后治其标。病发而不足，标而本之，先治其标，后治其本。

凡治病，必先察其形气色泽，脉之盛衰，病之新故，乃治之。无后其时，形气相得（形盛气盛，形虚气虚），谓之可治。春弦夏钩，秋浮冬营，脉弱以滑，是有胃气，命曰易治，取之以时（合于时令，又勿后时）。形气相失，谓之难治（形盛气虚，形虚气盛），色夭不泽，谓之难已，脉实以坚（邪盛），谓之益甚。脉逆四时，为不可治。所谓逆四时者，春得肺脉，夏得肾脉，秋得心脉，冬得脾脉，皆五行相克，其皆悬绝沉涩者，命曰逆四时。善治者治皮毛（邪在表而浅），其次治肌肤，其次治经脉，其次治六府，其次治五藏，治五藏者，半生半死，邪入藏则深且重矣。

眉批：因病利导。

故因其轻而扬之，汗而散之，不使传变。因其重而减之。病之重者，药难即去，当以渐而减之，即衰去其半之意。形不足者，温之以气。精不足者，补

陰病治陽
陽病治陰

之以味　氣以養陽　味以養陰　其高者因而越之吐之升之

其下者引而竭之二便　其中滿者寫之於內　實者下之菀寫之

虛滿者補之　有邪者漬形以為汗如蘇葉煎湯以蒸即所以瀉之汗之使之汗出

其在皮者汗而發之　其慓悍者按而收之按引其實

者散而寫之表實散之裡實寫之　陽病治陰陰病治陽即本篇從陰引

陽從陽引陰以右治左以左治右之義

五藏所苦

肝苦急　肝者怒生之氣　又血燥則肝急　急食甘以緩之　心苦緩緩為心虛　急食酸以收之心虛

脾苦濕　濕不運則　急食苦以燥之腎苦燥

肺苦逆則氣上逆　急食苦以泄之腎苦燥燥則

則神氣散逸　急食酸以收之脾苦濕腎涸枯則

急食辛以潤之

五藏所欲

肝欲散　急食辛以散之補　用酸寫之　為補收為寫　木喜條達故以散

心欲耎　急食鹹以耎之用甘寫之　心屬火　鹹屬水　水能尅火

之以味。气以养阳，味以养阴。其高者因而越之，升之吐之。其下者引而竭之。利其二便。中满者泻之于内，实满者以下药泻之。虚满者，补之即所以泻之。有邪者渍形以为汗。如苏叶煎汤，以蒸浴之，使之汗出。其在皮者，汗而发之。其慓悍者，按而收之。按摩收引。其实者，散而泻之。表实散之，里实泻之。阳病治阴，阴病治阳。即本篇从阴引阳，从阳引阴，以右治左，以左治右之义。

眉批：阳病治阴，阴病治阳。

眉批：五藏所苦。

肝苦急，肝者，怒生之气，又血燥则肝急。急食甘以缓之。心苦缓，缓为心虚，则神气散逸。急食酸以收之。脾苦湿，湿则不运。急食苦以燥之。肺苦逆，火盛克金，则气上逆。急食苦以泄之。肾苦燥，肾滋枯则燥。急食辛以润之。

眉批：五藏所欲。

肝欲散，急食辛以补之，用酸泻之。木喜条达，故以散为补，收为泻。心欲软，火藏炎燥。急食咸以补之，用甘泻之。心属火，咸属水，水能克火。

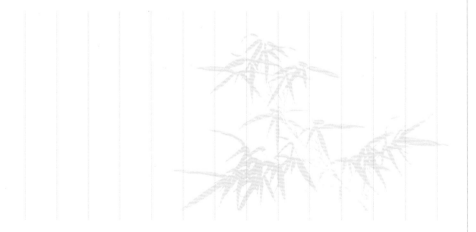

而云補者取既濟之義，
心苦緩故以甘為瀉。

脾欲緩土德和緩急食甘以補之

五味所禁

用苦瀉之肺欲收急食酸以補之用辛瀉之收
腎欲堅堅則固則無急食苦以補之用鹹瀉之堅能耎
津故云瀉然鹹為腎之本味故補腎為中少用鹹為引
又云腎欲鹹未可專言瀉也以甘能傷腎土壯水也

辛走氣氣病無多食辛者受氣而營諸陽者也辛與
氣俱行故辛入胃其氣入於上焦上焦
鹹走血血病無多食鹹血與鹹相得則凝
而與汗俱出　津渗血病無多食鹹得則凝

五味所傷

苦走骨骨病無多食苦甘走肉肉病無多食甘苦則骨得
酸走筋筋病無多食酸酸氣濟以膀胱得
肉得甘則壅氣
陰益甚重而難舉
酸則縮踡約而不通水道不行故壅陰者積筋之所
終也故酸入而走筋矣
多食苦則皮稿而毛拔　多食辛則筋急而爪枯
多食酸則肉胝䐢而脣揭　多食鹹則血凝泣而變色
肝合筋其榮　為金尅木　肺合皮毛　火尅金
多食甘則骨痛而髮落在腎　髮土尅水
此五味之所傷也

五實

脈盛心　皮熱實肺　氣少虛腹脹實脾　前後不通實腎　悶瞀實肝

而云补者，取既济之义，心苦缓，故以甘为泻。**脾欲缓，**土德和缓。**急食甘以补之，用苦泻之。肺欲收，急食酸以补之，用辛泻之。**辛散酸收。**肾欲坚，**坚固则无狂荡之患。**急食苦以补之，用咸泻之。**咸能软坚，能渗津，故云泻，然咸为肾之本味，故补肾药中，必用咸为引。又云，肾欲咸，未可专言泻也，以甘能伤肾，土克水也。

眉批：五味所禁。

辛走气，气病无多食辛。辛入胃，其气入于上焦，上焦者，受气而营诸阳者也。辛与气俱行，故辛入而与汗俱出。**咸走血，**渗津。**血病无多食咸。**血与咸，相得则凝。**苦走骨，骨病无多食苦。甘走肉，肉病无多食甘。**骨得苦则阴益甚，重而难举，肉得甘则壅气。**酸走筋，筋病无多食酸。**

眉批：五味所伤。

酸气涩以收，膀胱得酸则缩蜷，约而不通，水道不行，故癃。阴者，积筋之所终也，故酸入而走筋矣。多食咸，则血凝，涩而变色。多食苦，则皮稿①而毛拔（肺合皮毛，火克金也）。多食辛，则筋急而爪枯。肝合筋，爪为筋之余，为金克木。多食酸，则肉胝胸而唇揭（脾合肉，其华在唇，木克土也。胝，音支，乃皮厚也）。多食甘，则骨痛而发落（肾合骨，其声在发，土克水）。此五味之所伤也。

眉批：五实。

脉盛心热**皮热**肺实**，气少**肝虚**腹胀**脾实**，前后不通**肾实**，闷瞀**肝实**，**

---

① 稿：当作"槁"。

五虛

此謂五實。
脉細心 皮寒肺 氣少虛肝 前後泄利腎 飲食不入脾虛

五府失強者死

此謂五虛。
氣滿喘息不便為肺衰、大肉陷下為脾衰、胸中
大肉枯藁為腎衰、
〇凡言而微終日乃後言者氣不相續也、衣被不斂
言語不避親疎者此神明之亂也、倉廩不藏者是
門戶不要也、倉廩之交為脾胃之間肛門為魄門大
是膀胱不藏也得守者生失守者死以此辨之證目明矣
水泉不止者

五色

夫五臟者身之強也頭者精明之府頭傾視深精神
將奪矣背者胸中之府藏府之俞、背曲肩隨府將壞
矣腰者腎之府轉搖不能腎將憊矣膝者筋之府屈
伸不能筋將憊矣骨者髓之府不能久立骨將憊矣
得強者生失強者死

夫精明五色者氣之華也赤欲如朱
欲如鵝羽不欲如鹽青欲如蒼
璧之澤不欲如藍黃欲
如雄黃不欲如黃土黑欲
如重漆色不欲如地蒼五
色精微象見矣其壽不久也

此谓五实。

脉细心虚皮寒肺虚，气少肝虚，前后泄利肾虚，饮食不入脾虚，此谓五虚。大肉枯槁，为肾衰；大肉陷下，为脾衰；胸中气满，喘息不便，为肺衰。其气动形，俱不治。凡言而微，终日乃复言者，气不相续也。衣被不敛，言语不避亲疏者，此神明之乱也。仓廪不藏者，是门户不要也（仓廪者，脾胃也，胃之下口为幽门，大小肠之交为阑门，肛门为魄门），水泉不止者，是膀胱不藏也。得守者生，失守者死。以此辨之，证自明矣。

眉批：五府失强者死。

夫五脏者，身之强也。头者精明之府，头倾视深，精神将夺矣。背者，胸中之府，藏府之俞，皆属于背。背曲肩随，府将坏矣。腰者，肾之府。转摇不能，肾将惫矣。膝者，筋之府，屈伸不能，筋将惫矣。骨者，髓之府，不能久立，骨将惫矣。得强者生，失强者死。

眉批：五色。

夫精明五色者，气之华也。赤欲如朱，不欲如赭。白欲如鹅羽，不欲如盐。青欲如苍碧，不欲如蓝。黄欲如雄黄，不欲如黄土。黑欲重漆，不欲如地苍。五色精，微象见矣。其寿不久也。

色現青如草滋者死黃如枳實者死黑如烟煤者死
赤如衃血者死白如枯骨者死此五色之見死也

別

青如翠羽者生赤如雞冠者生黃如蟹腹者生白如豕
膏者生黑如烏羽者生此五色之見生也

經病終症

太陽之脉其終也戴眼反折瘈瘲其色白絕
汗乃出如珠出則死矣少陽終者耳
聾百節皆縱目圜絕系絕則死矣陽明
終者口目動作善驚妄言色黃不仁則終矣面黑
齒長而垢腹脹閉上下不通則終矣腎關少陰終者面黑
太陰終者腹脹閉不得息善噫善嘔則逆厥陰終者中熱嗌乾善
溺心煩甚則舌卷囊縮而終矣

脉不往來者死皮膚著者死血
足戴眼者太陽已絕此決死生之要也
手太陰氣絕則皮毛焦津液去丙篤丁死火勝金也
少陰氣絕則脉不通血不流而血溅丁死火勝金
火也太陰氣絕者則脉不通甲篤乙死木勝土也足少陰氣絕則骨枯
死也太陽氣絕則少陽氣絕則筋
垢髮無澤骨先死戊篤己死土勝水也足
絕唇舌卷庚篤辛死金勝木也五陰氣絕則
目運五藏精志先死
乃泄汗乃出故旦占夕死六府則陰與陽相離
則一日半死矣六陽氣絕
脾見甲乙死肺見丙丁死腎見
肝見庚辛死心見壬癸死

病死於相勝之日

色现青如草滋者死，黄如枳实者死，黑如烟煤者死，赤如衃血者死，白如枯骨者死，此五色之见死也。

青如翠羽者生，赤如鸡冠者生，黄如蟹腹者生，白如豕膏者生，黑如乌羽者生。此五色之见生也。

眉批：六经病终见症。

太阳之脉，其终也戴眼（上视）反折（身反向后）瘛疭，其色白，绝汗乃出（如珠不流），出则死矣（小肠主液，膀胱者，精液藏也。精液外流，则血内亡矣）。少阳终者，耳聋，百即皆纵，目环，绝系，色先青白，乃死矣（目系属心，未绝则正视，已绝则环视）。阳明终者，口目动作善惊妄言，色黄不仁，则终矣。少阴终者，面黑齿长而垢，腹胀闭，上下不通而终矣（肾闭窍于二阴，下闭故上胀，心肾不交，上下痞膈而死矣）。太阴终者，腹胀闭不得息，善噫，善呕，呕则逆，逆则面赤，不逆则上下不通，不通则面黑，皮毛焦而终矣。厥阴终者，中热嗌干，善溺，心烦甚，则舌卷囊缩而终矣。

脉不往来者死，皮肤着者死（血液枯亡）。瞳子高者，太阳不足。戴眼者，太阳已绝。此决死生之要也。

眉批：六经绝症。

手太阴气绝，则皮毛焦，津液去，丙笃丁死，火胜金也。手少阴气绝，则脉不通，血不流，面黑如漆，壬笃癸死，水胜火也。足太阴气绝者，则血脉不荣肌肉，人中满，唇反者，肉先死，甲笃乙死，木胜土也。足少阴气绝，则骨枯肉软却^①，齿长，垢发无泽，骨先死，戊笃已死，土胜水也。足厥阴气绝，则筋绝，唇青，舌卷，囊缩，庚笃辛死，金胜木也。五阴气俱绝，则目系转，转则目运（五阴属五脏，目受五藏之传精）。目运者，为志先死，志先死，则远一日半死矣。六阳气绝，（六府）则阴与阳相离，离则腠理乃泄，绝汗乃出。故旦占夕死。

眉批：病死于相克之日。

肝见庚辛死，心见壬癸死，脾见甲乙死，肺见丙丁死，肾见

---

① 却：疑衍。

戊已死于其所不勝是謂真藏見皆死

三虛者其氣暴也得三實者邪不能傷人也辟邪之時虛和乘年之虛風逢月之空亦得三虛是謂三虛

乘年之虛則邪甚也遇月之空亦卯盛也重感於邪則病危矣

因於賊風所傷其肝者緩其中損其腎者益其精

凡治虛者損其肺者益其氣損其心者調其營衛損其脾者調其飲食適其溫煖損

素問
上古之人其知道者法於陰陽和於術數　養生之要法

飲食有節起居有常不妄作勞故能形與神俱而盡

終其天年度百歲乃去今時之人不然也以酒為漿

以妄為常醉以入房以欲竭其精以耗散其真陰不

知持滿逆於生樂起居無節故半百而衰也夫上古

聖人之教下也皆謂之虛邪賊風避之有時恬淡虛

無真氣從精神內守病安從來女子七歲腎氣盛齒

戊己死（五行相克，死于其所不胜）。是谓真藏见皆死。

三虚者，其气暴疾也。得三实者，邪不能伤人也（年盛月满时和）。乘年之衰（水气不足，则外邪凑之。如火不足，外有寒邪。土不足，则外有风邪也）。逢月之空（月满则气血充，贼风入浅不深，月空则气血虚，贼风入深，卒暴）因于贼风所伤（《八风篇》云，大弱风、谋风、刚风、折风、大刚风、凶风、婴儿风、弱风，谓之八风，故圣人避风，如避矢石之慎也），是谓三虚。乘年之虚，则邪甚也。遇月之空，亦邪盛也。重感于邪，则病危矣。

凡治虚者，损其肺者，益其气。损其心者，调其营卫。损其脾者，调其营卫。损其脾者，调其饮食，适其温暖。损其肝者，缓其中。损其肾者，益其精。

《素问》上古之人，其知道者，法于阴阳，和于术数。养生之要法。饮食有节，起居有常，不妄作劳，故能形与神俱，而尽终其天年，度百岁乃去。今时之人不然也，以酒为浆，以妄为常，醉以入房，以欲竭其精，以耗散其真阴。不知持满，逆于生乐，起居无节，故半百而衰也。夫上古圣人之教下也，皆谓之虚邪贼风，避之有时，恬淡虚无，真气从①，精神内守，病安从来？女子七岁，肾气盛，齿

---

① 从：从之后疑漏"之"字。

更髮長二七而天癸至任脉通太衝脉盛月事以時

下故有子　任主胞胎　衝為血海三七腎氣平均故真牙生而長

極四七筋骨堅髮長極身體盛壯五七陽明脉衰面

如焦髮始墮六七三陽脉衰於上面皆焦髮始白陽　三

上頭面七七任脉虛太衝衰少天癸竭地道不通故　之脉俱

形壞而無子也女子氣有餘而　血不足

丈夫八歲腎氣實髮長齒更二八腎氣盛天癸至　陽　精

精氣溢瀉陰陽和故能有子三八腎氣平均筋骨勁

強故真牙生而長極四八筋骨隆盛肌肉滿壯五八

腎氣衰髮墮齒槁六八精氣衰竭於上面焦髮鬢頒

白七八肝氣衰筋不能動天癸竭精少腎藏衰形體

皆極八八則齒髮去筋骨解墮天癸盡矣或有其年

更发长。二七，而天癸至，任脉通，太冲脉盛，月事以时下，故有子。_{冲为血海，任主胞胎。}三七，肾气平均，故真牙生而长极。四七，筋骨坚，发长极，身体盛壮。五七，阳明脉衰，面如焦，发始堕。六七，三阳脉衰于上，面皆焦，发始白。_{三阳之脉俱上头面。}七七，任脉虚，太冲衰少，天癸竭，地道不通，故形坏而无子也。_{女子气有余而血不足。}

丈夫八岁，肾气实，发长齿更。二八，肾气盛，天癸至。_{阳精}精气溢泻，阴阳和，故能有子。三八，肾气平均，筋骨劲强，故真牙生而长极。四八，筋骨隆盛，肌肉满壮。五八，肾气衰，发堕齿稿①。六八，精气衰竭于上，面焦，发鬓颁白。七八，肝气衰，筋不能动，天癸竭，精少，肾藏衰，形体皆极。八八，则齿发去，筋骨解堕，天癸尽矣。或有其年

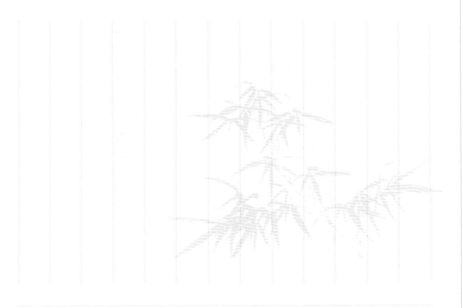

---

① 稿：当作"槁"。

已老而有子者此其天壽過度氣脉常通而腎氣有

餘也

婦人無鬚者以衝脉任脉皆起於胞中上循背裏
為經絡之海其浮而外者從腹右上行會於咽喉
別而絡唇口氣血盛則充膚熱肉血獨盛則澹滲
皮膚生毫毛今婦人之生有餘於氣不足於血以
其數脫血也衝脉任脉不榮口唇故鬚不生焉
官者去其宗筋傷其衝脉血寫不復皮膚內結唇
口不榮故鬚不生。又有天宦者天宦惟氣不能衝氣未嘗被傷不
脫於血其髭鬚亦無此天之所不足也衝任不盛宗筋不成有氣無血唇口不榮也

已老而有子者，此其天寿过度，气脉常通，而肾气有余也。

　　妇人无须者，以冲脉、任脉皆起于胞中，上循背里，为经络之海。其浮而外者，从腹右上行，会于咽喉，别而络唇口，气血盛，则充肤热血肉，血独盛，则澹渗皮肤，生豪毛。今妇人之生，有余于气，不足于血，以其数脱血也，冲脉、任脉不荣口唇，故须不生焉。宦者，去其宗筋，伤其冲脉，血泻不复，皮肤内结，唇口不荣，故须不生。又有天宦者（天生阳气不举，不能御妇），未尝被伤，不脱于血，其须亦无，此天之所不足也。冲任不盛，宗筋不成，有气无血（唇口不荣也）。

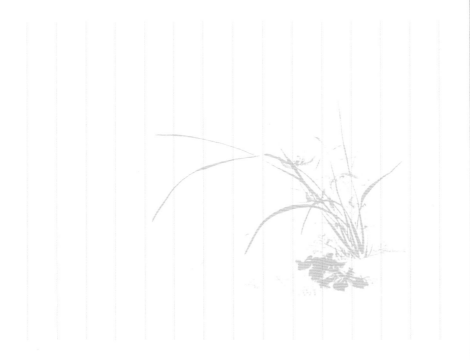

上海蔡氏妇科历代家藏医著集成

江湾蔡氏妇科述要

蔡兆芝 著

苏丽娜 校注

目录

① 注：目录原缺，据正文补。

此卷乃妇科之要诀，余于避难之时，医道甚忙，灯下静时，尝与畹香胞弟细谈医理，恐其不能尽详，故录此以为鉴，岂知畹香弟于四十二岁生夹阴伤寒，病愈而复，不肯用药调治，以致再复。曾发白疹之身，不肯用参，致邪退正虚，病至五十日而殁，余深悯之，望侄辈珍守此书，砚香识。

第一篇　气血论

人得气血以生，男女一也，而妇人得阴气居多。阴属血，故经期胎产稍不调护则血病焉。如血虚烘热，则为虚劳；血涸火炎，则为干嗽；血与气搏，则为腹痛；败血结块，则为癥瘕。血化为水，流溢四肢，则为血分；血与水并，浮胀肌肉，则为虚肿；秽液与血，相兼而下，则为赤白带；卒然暴下，则为崩中；淋漓不断，则为漏下；时崩时止，则为崩漏。种种血病，皆男子所无，而妇人所独，乃揆厥所由，必气先受病，而后血亦受之。盖气阳而血阴，气能生血，血不能生气，气升则血升，气降则血降，气寒则血寒，气热则血热，气清则血清，气浊则血浊，气行则血行，气滞则血滞，气乱则血乱。妇人多郁善怒，古人以芎、归、香附为妇人之圣药。东垣制大补血汤，而以黄芪为君，当归为佐，其意可见矣。故调血必先调气，顺阴阳之序，适四气之和，喜怒不乖其度，寒暄不拂其宜，饮食男女不过其则，如是则弗药可也，反是则病矣。气血匀则无病，一有所偏而病出矣，此论最确。

第二篇　调经

女子年十四而壬癸之水合，冲任之脉盛，经血以时而下，取名月者，一月一行，有常候也。其色赤者，阴必从阳，禀火色也。运于七十二经络之中，而同会于血海，上为乳汁，下为经血。气血热则先期而至，气血虚则后期而来，气血乱则先后参差不调。将行而痛者，气血滞也；经后作痛者，气血虚也；经血成块者，气血凝也；错经妄行者，气血乱也。色淡者，气血衰也；色紫者，气血热也；黑则热之甚矣。皆因经行之际，调养失节所致。若被惊，则经水斩然不行，逆于上则从口鼻出，逆于下则血化为水而成劳瘵。若过劳则生虚热，变为疼痛；若怒气伤肝脾，则气逆胸背、腰腹、腿膝之间，经行随处作痛，过期复安，渐然崩带淋浊、自汗潮热、经闭癥瘕等症。若经水适来适断，邪热乘之，则眩冒谵妄，为热入血室；若经行未净，阳精冲之，则凝血作痛。另有原气虚弱之人，经络枯竭，经行涩少，后竟不行者，急宜补脾以养血，不可用攻伐之剂。东垣云：脾为生化之源，脾旺则血自生，经自行。薛立斋云：肝脾血燥，四物为君；肝脾血弱，补中益气为主；肝脾郁结，归脾为主；肝经怒火，加味逍遥为主。此皆不易之定论也。

先期而来者，有热与虚之不同。脉数而洪，经血紫者，热也，若脾经血燥，以加味逍遥散主治；若肝经怒火，以加味小柴胡汤主之；若血分有热，以加味四物汤主之；脉数无力，经血淡者，虚也，以补中益气汤、八珍汤主治。

过期而来者，有寒与虚之不同。脉沉迟弦紧者，寒也，以归附丸主治。脉浮濡芤细者，虚也，若脾血虚，以人参养荣汤、加味逍遥散主之；若肝血少，以地黄丸主之；若脾经有郁，以归脾汤主之；若气血凝滞，紫黑成块，以四物汤加桃仁、红花、丹皮、香附、元胡之类；若湿痰下注，经带白色，以四物兼二陈汤主之，宜治痰以调血。

经水或前或后，或痛或不痛，或多或少，或赤或白，带下之不同者，气血乱也，宜秘传调经汤、调经八物汤、大温经汤、艾附暖经丸、乌骨鸡丸诸方中照症选用。

经水将行先作痛者，气血瘀也，以四物汤加香附、丹参，若有热加芩、柴、丹皮。若经水将行先发寒热，两胁如束，其血如崩者，乃脾胃亏损，元气下陷也，以补中益气汤、归脾汤主之，宜加清火药。

经水行后作痛者，气血两亏也，以四物汤加陈皮、香附主之，或以八物汤加干姜。

经行着气，心腹腰胁不时迸疼者，乃瘀血也，以四物汤加青皮、术、桃之类。若痛甚手不可按，加制锦纹一帖，血行即止。另有奇症，月事退出，化作禽兽之形，醒来伤人，治法以丝锦塞阴户，用没药末一两，白汤送下即愈。

经行着怒，其经即止，口噤筋挛，头疼鼻衄，搐搦上视者，肝火炽也，以小柴胡汤加地黄、山栀主之。

错经妄行，上出口鼻者，气血逆也，以四物汤加黄芩、山栀、丹皮、花粉、阿胶、陈皮主之。

经水过多，久不止者，血热兼血虚也，先以四物汤加芩、术、苓、阿、芥炭、地榆主治，次以补中益气汤加茯神、远志、枣仁、麦冬、五味、桂圆主之。服固经丸，又方用白锦纸烧灰，酒冲服。

经水过多，发肿满者，血虚也，先以四物汤加芩、术、砂仁、腹皮、木香、陈皮、厚朴主治，次服补中益气汤。

妇人面白，经水不止者，痰也，治其痰则经自正，以二陈汤加苏子、杏仁先理其痰，后调其血。

经水适来适断，昼安静，夜谵妄者，热入血室也，以小柴胡汤加生地、丹皮主之。

经水不调，腹内块痛，不时上攻，吞酸痞闷者，肝脾气滞也，以六君子汤加芎、归、柴胡、黄连、吴萸、木香主之，即服归脾丸，外贴阿魏膏。

经行交感，血瘀成块，过劳即推起如拳者，以紫菀饮加枳壳、青皮之类。

经行之时，劳役太过，忽然昏愦不醒，面赤吐痰者，此去血太多，阳无所附也，以参芪芎归汤为主，加柴胡、山栀、炙甘草煎服。后进十全大补汤。若用清热之药，则不治矣。

经水不调，饮食无味，耳鸣内热，肢体倦怠，此肝脾虚热也，以四君子汤加柴胡、丹皮、山栀主之。

经水两三月一至，发热咳嗽，吐血盗汗，遍身皆痛，此血虚也，以补中益气汤兼八味丸主之。

经行数日不止，肌肉疲倦，口干内热，盗汗如雨，日晡尤甚者，此血虚着怒也，以归脾汤加麦冬、五味，宜滋阴清热。

经行数日不止，淋漓色淡，或腹疼腰楚，神疲少气者，此营卫不洽，而脾肾亦亏也，宜补中汤合菟丝丸。

薛氏捷法（歌诀）

经事参前因血热，四乌黄连功最捷；

血瘀气滞未来疼，黄连杏仁四乌并；

经事临行若作痛，酒炒红花功亦敏；

血虚经少过期行，四物参芪术桔升；

淡色来时主痰疾，芎归须与二陈并；

块成紫黑仍兼痛，血热须当早与清；

四物汤中加二味，黄连香附有奇功。

第三篇　月水不通

经水之宜来而来，宜止而止，无逾期者，犹夫潮也，应月有常期，不通非无故。或经行之时，多食生冷，或登厕之时，风入胞络，或经血初来，阳精冲之，此血瘀气滞有余之症也。若先曾脱血，及久病之后，元气虚弱，津液不生，此血枯经闭不足之症也。有余者，以顺气散血为主，瘀血消而新血自生矣。不足者，以补脾养血为主，脾旺而血自生，血充而经自至矣。薛立斋曰：脾虚不行者，调而补之；脾郁不行，解而补之；胃火不行者，清而补之；劳伤心而不行者，静而补之；怒伤肝而不行者，和而补之；肺气虚而不行者，补其脾胃；肾气虚而不行者，补其脾肺。《经》云：损其肺者，益其气；损其心者，调其营卫；损其脾者，调其饮食，适其温暖；损其肝者，缓其中；损其肾者，益其精，而不易之论也。另有经水初来，邪热乘之，其经遂断，昼神清，夜见鬼者，名热入血室，治宜和解热势，热退而血自行也。

有余诸症

月经不通，脐腹刺痛者，气滞血凝所致，以红花当归散、牛膝散主治，重则用通经丸。

月经不通发肿者，瘀血入脾也，以芎归汤加赤芍、红花、姜桂、丹皮治之。

经久不行，脐腹作痛者，癥瘕也，此夹气夹寒，瘀血瘀滞所致，以芎归汤加砂仁、木香、厚朴、桃仁之类，外用蒸脐法。

热入血室，经水适来适断者，以小柴胡汤加生地、丹皮、山栀主之。

不足诸症

血虚经闭，骨蒸潮热，喘嗽自汗，头目昏重，口燥唇裂者，以逍遥散、劫劳散、胡黄连丸主之。

虚劳经闭，烦热自汗，精神困倦，不思饮食者，以退热补中汤主之。

脾虚经闭，骨蒸内热，面黄自汗，倦怠者，以补中益气汤加川芎、生地主之。若停食饱闷，腹中有块，亦用此汤去芎、地而加二陈、神曲。

气血衰弱，面黄足痿，口苦咽干，经闭者，以十全大补汤加牛膝、黄柏主之，久病之后经闭者，此方亦可。

经久不行，晡热体瘦，寒热食减，或衄血，或崩下，或呕吐者，此郁怒伤脾也，以补中汤同六味地黄主治，若悲泣太过，宜归脾汤。

经血被热煎熬渐渐不行，四肢无力，日晡渐热，咳嗽有痰者，以小柴胡汤合四物汤主之。若发热烦渴、肌肉消瘦者，以逍遥散加山栀、丹皮治之，后用八珍汤。

经水先断，已后四肢浮肿，小便不利者，此血化为水也，名曰血分，宜朝服椒仁丸，夕服归脾汤，忌用分利药。

小便不利，已后身面浮肿，经水不通者，此水化为血也，名曰水分，宜朝服葶苈丸，夕用归脾丸，忌用分利药。

室女经闭

室女及笄，天癸不至，面色不黄，饮食如故，名曰：石女，不必服药，待年长自行，仍能受胎，可用归尾、红花、川芎、丹参、香附为丸，久服自行。

经水先通，而复不至，面色不黄，饮食不减，身不热者，其名曰歇，非病也（即女子居经）。久当自行，宜服补中养营丸。

童男室女，积热在心，多致劳损，男则神色先散，女则月水先闭。盖思虑则伤心，心病则不能养脾，故不嗜食。脾虚则不能生肺金，故咳嗽，肺虚则不能生肾水，而肝木不荣，故多怒、毫发焦、筋骨痿，五脏传变则死，此名童劳。急与成婚，则自愈，频服柏子仁丸，亦有先后天不足而成者。童劳不一，宜熟审之，一则以开郁为先，一则以培本为主。

先天气血不足，面目黄瘦，身微热而不甚，此症只须养其气血，益其精液，久当自通，切不用破血药，宜服补气养营之剂，若潮热则不治矣。

寡妇尼姑经闭

此症乃思欲不遂而成也。褚氏谓独阴无阳致气血交争，寒热如疟，腰背作痛，肝脉弦出寸口，与室女出嫁愆期而生寒热相似，法当开其郁，以通其经，以芎归汤加枳实、郁金、山栀、丹皮治之。

娼妇经闭不行

此症乃郁也，劳也，郁者性不喜淫，从良不得，心气郁结之故。盖心主血，心痛则不能生血而不行，宜以六郁汤主之。劳者元气未充，早被男子所伤，真精亏损之故，以十全大补汤主之。

血崩经漏

冲任者，经血之海也。人因调养失节，或触动肝火，或郁结伤脾，以致气血之行外不循经络，内不荣脏腑，其血忽然暴下者，谓之崩中。淋漓不断者，谓之经漏。初起以清热为主，稍久于清热之中兼以养血，日久则专用温补脾胃。其脉数，身热咳嗽，皆是假热之症耳。故大去血后，或大吐血后，昏倦脉微者，急用大剂独参汤救之。先贤云：下血之症，须以四君子收功；又云血脱当益其气，惟先补脾胃以助生发，则阳生而阴自长，血归于脾矣。益胃升阳汤，东垣之妙诀也。凡治此症，先问小腹之痛不痛，若不痛者，血热也，以凉血地黄汤，或八物汤加芩连主之；若痛甚，手不可按，身发寒者，瘀血也，以四物汤加山楂、桃仁、红花、香附主之；若痛而按之即减，身不寒者，虚也，以十全大补汤主之。

初治法

崩漏初起，忽然如涌，暂用五灰散、六合散主之，或用槐子烧灰，或用柿饼烧灰，或用贯众烧灰，荆芥烧灰，研细陈酒冲服，然后看症用药。

内有实热者，以清热汤凉血地黄汤主之，或酒服凌霄花末三钱。

肝经有火，血得热而妄行者，以补中益气汤加酒芍、山栀主治，或用陈槐花三钱、百草霜一钱五分，每次以红秤钟淬酒调服三钱，或用奇效四物汤。

怒动肝火，血热沸腾者，以小柴胡汤加山栀、白芍、丹皮主之，宜倍用酒炒黄芩。

肝经有风，致血妄行者，以四物汤加柴胡、山栀、防风主之，或用荆芥（灰童便一小杯冲服）一钱五分。

脾经郁结，血不归经，或悲思太过，胞络损伤者，俱以四君子汤加柴胡、山栀主之。

脾胃虚损，不能摄血归元而致下漏者，以六君子汤加芎、归、柴胡主之，寒则用桂心灰米汤冲服五分。

后治法

崩漏日久，属虚寒者，以益母汤、樗白汤治之。

崩漏不止，或如豆汁，五色相杂，面色萎黄，腰脐刺痛，寒热往来者，以温清饮主之，或用莲房灰、陈棕灰冲服三钱。

崩漏不止，结作血片，如猪肝者，以川芎胶艾汤治。

崩漏不止，右脉尺部空虚，或轻按之疾数，重按之弦紧，或涩者，此阳气将脱而阴火亦亡也，急用升阳举经汤。若口渴眼鼻间见热症者，乃阴燥之极，阳欲先去也，亦用此汤主之。

久漏不止，用凉药反剧，发热烦躁，腹满不食，脉大而按之则虚者，此气血两亏也，急用八珍汤加炮姜。

久漏不止，肢体消瘦，一闻食腥便口出津液，强食即腹胀者，此血枯之症也，以八珍汤主之。

年老崩漏，诸药不效，身热体痛，头眩涕出，吐痰绝粒者，此脾肾虚寒也，以八珍丸加减治之。

老妇七七之数已尽，而经不止者，宜服当归散，或用条芩心酒炒成炭研冲二钱，此药面白食少者不宜用。

第四篇 淋证

淋者，经血淋漓不绝也。其初起之故有三：有月戒来而行房早，致伤胞络而成者；有郁怒伤肝而成者；有劳伤冲任虚损而成者。白赤相兼，时多时少，或下黄水，或如屋漏水，或尿血，或沉积堆起一层。又有兼泻者，有兼嗽者，有嗽泻相兼者。治之之法，先问小腹之痛不痛，按之而痛甚者，实也，宜消不宜补；按之而痛减者，虚也，宜补不宜消。大抵治崩治淋，总以补脾胃为主，勿多用芩连苦寒之味，年高者尤禁。

治经络受伤，小腹实痛者，四物归附丸主之；空痛者，补中益气汤炒川柏。

治郁怒伤肝，小腹进痛，拒按而坚者，乃血瘀气滞也，八物汤加艾、阿主之。

冲任虚损，腰痛者，紫金丸主之；小腹结痛者，大温经汤主之；空痛者，丁香胶艾汤主治。

赤淋治法，以八物汤加木通、泽泻主之，或取缸底青苔加甘草、豆豉煎汤服之，或取紫菀为末，井水调服，或取葵花根洗净水煎服，或用槐花、郁金等分为末，每早服二钱，如少有痛，以牛膝、丹参服，所谓通则不痛也。

白淋治法，以养营汤、艾煎丸主之，或以四物汤加扁豆、乌药、香附。

治黄淋变黄水，此将成血淋也，以艾煎丸、归附丸主之。如湿热下注，则须加川柏、知、黄芩；如郁火下注，则当加清肝宣湿兼清营之品，如龙胆、木通、丹皮之类，甚则用西珀、萹蓄。

治小腹冷痛，屋漏水时下，有鲜血者，以丁香胶艾汤主之，或用醋煎鳖甲为末，每朝酒下五分。

治热淋，或尿血，多饮茅根汤自愈，或取芭蕉根同旱莲草煎服立效；如临溺进痛，结而不解，乃膀胱郁热所致，宜导赤散，甚则萹蓄、珀。

治去后有沉积一层堆起者，曰砂淋，以古文钱四十九枚，煮汁饮之，与赤白淋同治，宜萆薢分清饮加海金砂。

治淋而兼泻者，腹痛，用五积散；腹不痛，用六君子汤。

治淋而兼嗽者，腹痛用四物汤同二陈汤；腹不痛，亦用六君子。凡嗽急而后淋急者，当先理其肺，淋急而后嗽急者，宜先止其淋。

治嗽而兼泻者，急固脾胃，以养胃汤、胃苓汤主之。

老妇淋症，以补中益气汤主之，再用云母粉为末，每服二钱，凡晚年淋证都因血虚夹热，气虚不能运化，遂致下陷而成者，先宜清营以理湿。

尿血

怒动肝火者，以加味逍遥散加清营之品。

肝经风热，以四君子汤加防风、枳壳主之。

膏粱积热，以清胃散加槐花、甘草主之，茅根汤亦可。

房劳所伤，以六君子汤加柴胡、升麻主之，宜先清营分以理下焦之热。

久病尿血，或遇服寒凉，以致面黄体倦，饮食不甘，晡热发渴者，俱以补中益气汤、加味逍遥散、归脾汤主之。

小便淋漓——附白淫、白浊

此症不专属肾与膀胱，乃五脏之热下注使然也。盖心与小肠相为表里，故心热则移小肠而淋；肺为上窍，上窍塞，则下窍窒而淋；肝与肾同一家，故肝经湿热则小便短涩而淋；脾与胃行其津液，上通于肺，下输膀胱，故脾经虚热，或有湿热则不能行津液而淋。口渴者，热在上焦气分，以清肺饮主之；口不渴者，热在下焦血分，以滋肾丸主之。尺脉数而无力者，阴火盛而阳不能化也，六味丸主之；尺脉浮而无力者，阳气虚而阴不能化也，加味八味丸主之，淋证用八味，必气虚、血虚、湿热不化可用。

小便赤而淋者，心经积热也，宜火府丹；小便窒而淋者，肺经郁火也，宜黄芩清肺饮；小便短而淋者，肝经湿热也，宜龙胆泻肝汤；小便黄而淋者，脾经郁热也，宜加味归脾丸；治气虚有热而淋，宜补中汤加清热导滞治，宜加黄柏；治膀胱结热而淋，宜五淋散五苇汤，宜用知母、黄柏、鳖甲；治阴虚火动而淋，宜六味丸加养阴之品，鳖甲、茯苓；治血热而淋，宜鸡苏散，当凉血以理湿，如丹皮、花粉、赤苓；治下砂石剥剥有壳，宜用牛膝、车前、西珀、赤苓之类。

白淫

白淫者，时放白水，乃郁火之病也，寡妇尼姑多有之，先用龙胆泻肝汤，久则逍遥散、八珍汤。

白浊

白浊者，小便浑浊如脓，乃膀胱之热也，失治则生口，用清心莲子饮，后用固精丸。

赤白带下

带者或赤或白，相续而下，如带不断也。张子和云：赤白只可分气血，不可分寒热，总由湿热太甚所致。刘宗厚曰：带下多本于阴虚阳竭，荣气不升，卫气下陷而成。白属气，赤属血，皆因醉饱房劳，复食燥热而然，亦有湿痰流注下焦者，或余经湿热，层滞于小腹之下，或下元虚冷，子宫湿淫，或惊恐而木乘土位，浊液下流，或思慕无穷，发为筋痿，所谓二阳之病发心脾也，治法以壮脾胃升阳气为主，佐以各经见症之药。外用艾火灸带脉穴七壮，在两腋季肋之下一寸八分，再灸百会穴尤效。

带下色青者，肝病也，以小柴胡汤加山栀主之；若湿痰壅滞，小便赤涩，宜龙胆泻肝汤主之。带下色赤者，心病也，以小柴胡汤加黄芩、栀、归治之。带下色白者，肺病也，以补中汤加山栀主之。带下色黄者，脾病也，以六君加栀、柴，或归脾汤。带下色黑者，肾病也，以六味地黄丸主之。带下青黄色，腹胀胁痛，晡热吐痰，四肢酸麻者，郁怒伤肝脾也，以归脾汤、逍遥散主之。

若口干内热、头眩、服痰药反甚者，脾虚不能生肺金也，宜补中益气汤加半夏、白苓、炮姜（又用木香丸）。

下元虚弱，赤白带下者，以白正散、八物汤、收带六合丸、带下神方、固经丸选用。痰多用加味二陈汤。兼嗽兼泻用胃苓汤。

通用单方

地榆三两，水醋煎服。

又槐花、牡蛎等分为末，每晨三钱，又莲房灰（酒冲）二钱（赤带）。

白带单方

用鱼膏炒黄为末，米糊为丸，晨服三钱，又用鸡子九个，酒醋各一盏煮熟敲损焙干，每日服一个。

第五篇　种子

易曰：有夫妇，然后有父子。上以广化育之功，即下以开嗣续之重，源源相继，自有道也。然同此父精，同此母血，何以而有无子者，有多子者，有生男者，有生女者，有生而寿者，有生而夭者，有生而聪明秀异者，有生而愚蠢顽劣者，种种不同。先贤云：阴精先至则生男，阳精先至则生女，亦只论其理耳，非必然之论也。云林龚先生交会时日之论，进退交合五字之诀，自夸一种一子，百种百子，其说尤近于戏，予谓造化之巧，圣人有所不知，区区智巧小术，遂能颠倒阴阳笼络造化，有是理乎。一切房中之术，与杳冥难凭之说，俱不足信，惟当尽其在我，修其在己。寡欲清心，调养气血，以适和平。如是则神安，神安则精固，精固而发无不中矣，何待外求哉。

祖业兴发皆有子嗣修斋布施，俱属务伪，惟多种善根，以绵福田，以开宏业，其理实而可凭。

结胎必藉精血而成。淫欲无度，元精必薄而淡，母血亦散而干，阳不足以敛阴，阴不足以摄阳，安能于气血以成胎耶？故种子之要，男先养精，女先养血，精血既足又待月期，初净一日成男，二日成女，三日成男，四日成女之说，可遵矣。

交会时日之说，或有未信，而有可信者。如交合之时，心气平和，精神完聚，男女相谐，各率其性，当风清月朗，生子必秀而寿，或醉酒郁怒，风雨晦暝，生子必愚而夭，甚确之理也。

妇人经候不调，必不成孕，须赖药力以平之。如肥人多痰，闭塞子宫，宜用四物汤合二陈汤加枳壳、砂仁、香附之类。如瘦人多火，子宫干燥，宜用四物汤加参、苓、生地、山栀之类。若经水不调，宜用调经种玉汤、百子建中丸。如男子斫丧本原，女子血虚气滞，或男子精冷，女子阴寒，俱不成孕，宜夫妇同服种子三益膏。

经验单方

用鱼胶（炙黄）八两、扁豆八两、白苓八两、当归八两共研细末蜜丸，夫妇同服。

男子精寒用沙苑子、杞子浸酒服之。女子阴冷用吴萸、川椒、肉桂蜜丸，如绿豆大，纳阴户子，一两日换，子宫暖则开，即可成孕（须加麝香）。

第六篇　保胎

《经》云：少阴脉动甚者有子，盖父精母血结而成胎。手少阴为心，心主血，足少阴为肾，肾藏精也，结胎之后，专恃母血，血恶燥，是以胎前无热药，故凡用药，必以安胎为主，然后随症施治。《经》曰：因母病以致动胎者，疗病则胎自安，因胎动以致母病者，安胎则病自愈。如房事过劳，惊恐劳役，淳酒辛辣，金针火灸，皆在所禁，至于汗、吐、下三法，及利小便，均不可妄施也。

辨脉

辨似胎非胎法，细切两手尺脉，滑而不断者，胎也，有断续非胎。如指下未明，再服验胎散（以艾叶三钱调川芎末一钱），服之而腹微痛而动者为胎，不动非胎。

辨男女法，左手脉滑大而疾为男，右手脉滑大而疾为女，左乳核先胀为男，右乳核先胀为女，左右两脉俱洪为双胎。

辨鬼胎法，脉来或大或小，或浮或沉，今日明日不同者是也，若脉来乱如风雨，急去急来，则是夜义脉。

转女为男法

男女定于结胎之时，转男之说似诞，今录三法于后，取其近理也。初妊时，即弓弦束腰，百日方解，取男子悬弦之意。以大块雄精，即上腰黄佩于腰间，再以雄鸡长尾毛二根，插于床下，取雄之意也。其夫自取桃树东南枝，削成新斧柄，密置妊妇床下，斧口向上，必生男子，此法于义无取，而龚云林以为百发百中，故附录之。

辨证

防堕胎。凡人受胎，以冲脉为主，即阳明胃脉也，胃气盛乃能滋养胎血，故安胎必先补脾，而清热次之。

恶阻

妊娠二三月，恶心呕吐，神疲妨食，宜二陈汤，加归、芍、苏梗、砂仁。凡口燥舌绛，宜用霍、斛、姜皮，不用半夏，嫌其燥，不用甘草，呕家恶甘也，身热用紫苏饮。

治子烦

妊娠心神闷乱也，以茯苓门冬汤加知母、竹茹，或用竹茹（姜汁炒）二两，姜三片煎汤服之。

治子悬

妊妇心腹胀痛也，以紫苏饮主之。

治子喘

妊妇气逆喘急也，宜用四磨饮，加和胃疏肺之品。若胎气上冲心肺，用弓弦弩弦击腰即愈。如妊妇咳逆气浅，似喘非喘，名曰子嗽。不药亦好。

治子痫

妊妇目吊口噤，不识人事，角弓反张也，先服羚羊散，次服加味逍遥散，加石决、钩勾。

治子肿

妊妇头面四肢皆肿也，半生[1] 以上宜发汗，以苓散加柴、苏、腹皮主之；半生以下宜利小便，以四苓散加山栀、木通主之；若两足浮肿宜天仙藤散；脾胃亏损，宜六君子汤。

治子淋

妊妇小便涩少，淋沥作痛也，以通草饮主之；若小便频数，宜逍遥散；若遗尿不禁，宜白薇散、桑螵蛸散主之。

治乱动不休

此胎热也，宜用白术黄芩安胎饮。

妊妇发饱，其胎上逼，乃气逆也，以苏梗、砂仁主治；若饮食不甘，兼服四君子汤，有火加栀芩，有寒加柴葛。

妊妇遍身拘急，不自适，两目昏花，夜不能卧者，胎气也，以紫苏饮主之。

妊妇悲泣不止，如有所祸者，此脏燥[2] 也，胎逆也，以紫苏饮主之，大枣汤亦主之。妊妇无故悲泣不止，忽然而喜，忽然而骂，乃胎热上熏心肺，肝经亦热也宜，安胎饮加连翘、山栀、石决、菊花之类（肝附于肺，心肺既热，则肝阳亦动也，芝按）。

妊妇未产，乳汁先下者，名乳泣，亦名清漏，即胎漏也，不必服药，即欲服之，以气虚为主，子多不育，宜补中汤主治。

妊妇腹中少儿啼哭，不须服药，产则自愈。

---

① 生：疑当作"身"，下同。
② 燥：当作"躁"。

此儿口中失其枢系也，只宜使妊妇折腰，如拾物状，手置及地，则儿口仍含其系，自然不啼矣，可服安胎饮（芝按）。

妊妇腹内如钟鸣，或如鬼哭，取鼠穴中泥研末，加辰砂、麝香少许，酒醋冲服二钱，黄连煎汤亦可。

妊妇偏正头痛，乃血虚而内风震动也，宜清其肝，以安其胎。如外感症则以羌、防为主，内虚症则以扶正为主，当察其脉以观其色，然后施治。

妊妇疟疾，邪入募原也，宜小柴胡汤兼安胎（禁用截药）。

妊妇吐泻相兼，以养胃汤或胃苓汤加木香、砂仁主之。若吐而不泻，宜苏梗、砂仁；泻而不吐，宜厚朴、苓、楂炭；若霍乱吐泻，宜正气散，兼安胎药。

妊妇伤风，痰多咳嗽，宜桑苏饮加二陈，既发汗又安胎，如汗多用参苏饮。

妊妇伤寒不可发表，宜疏其外，以和其中，如朴夏、陈皮、广藿、青蒿。

妊妇目昏头眩，忽然晕倒，不可误认中风，近乎子痫，乃肝家痛也，宜桑菊饮加羚角、钩勾；如手足发搐，角弓反张合紫苏饮。

妊妇跌扑，或负重内伤，先辨其胎之生死。若母腹发寒，后青者子死也，急以肉桂三钱、麝香五分下之，如无前症，宜佛手加减。又宜看伤之重轻，重则急治其伤，后顾其胎，胎去而母命可存，轻则紫苏饮加砂仁主治。

妊妇下血，若气血有余，如经一月一至者，即胎漏也，以条芩白术散、胶艾四物汤主之；若漏不止，而经血妄行者，宜桑寄生饮。若伤动胎气，下血不止，以芎归汤治之。又方用益智仁五钱、砂仁一两，研末冲服。

妊妇转胞，水道不通，立则尿下，蹲则不出者，以五苓散加安胎之剂。若气虚之人，胎气下堕，转压尿胞，淋沥不爽者，以补中益气汤倍加人参主之（或用鸡毛搅其喉吐之即愈）。

妊妇耳聋目不见者，气血不足也，以安胎饮，倍加生地主之，或十全大补汤去桂。

妊妇鼻衄及口中见血者，皆营分夹热，宜清化为先，安胎佐之，以条芩、苓①羊、山栀为主。上逆为吐，下注为漏，热迫使然也。

此症总名失血，盖血以养胎，宜聚不宜散，亦即妄行产后多不吉。如肝经风热，宜防风子芩丸；如心经有热，宜朱砂安神丸；如肺经有热，宜黄芩清肺饮；如郁结伤脾，宜加味归脾汤；如胃中有火，宜犀角地黄汤；如肾经有火，宜加味地黄丸；如气不摄血，宜补中益气汤。随症施治须审其血所从促来，当用何经之药，总以保胎为主，宜清不宜泻，宜补不宜攻，宜凉不宜热，宜和不宜克，乃治妊之要也（兆芝按）。

妊妇口不能言者，名曰哑胎。盖胞络于肾，系舌本，络热故不能言，但清其热安其胎，宜清络饮，兼殿胎煎主之（如妊娠多郁多怒，木火刑金，金实不鸣，宜清其肝肺。如久嗽肺虚不鸣，宜养其肺阴。芝按）。

---

① 苓：疑作"羚"。

妊妇谵语者，心营内亏，痰热乘之也，以二陈汤加川贝、桑皮。

妊娠脘痛，乃胃气不和，胎气上升也，养胃汤主之。

妊娠忽然心痛，乃气滞不宣，上焦阻塞也，宜安胎以理气，如芩、苓、枳壳、木香之类。如左胁攻痛，乃肝郁气滞也，宜石决明、枳实、玉舍①。如右胁进痛，乃肺气不和也，宜全福、苏梗。

妊妇脐腹冷痛，或胀满者，此生冷所致，和气饮主治。

妊妇背痛者，气不顺也，以紫苏饮治之。

妊妇腰痛者，肾虚也，其胎多堕，服安胎饮，紫苏饮。

妊妇小腹进痛，诸药不效，但近阴处肿胀肤亮者，非虚肿也，或腹痛耳，宜审其真以治之，或十宣托里散兼安胎之药。

妊妇中恶，卒然心痛，如欲死者，急以金银露、青蒿露服之，平后用药，如身热用紫苏饮，如日月暑用香薷饮。

妇人大便秘，乃营亏肠燥也，宜安胎以和营（不宜妄攻）。

妇人泄泻，先安其胎，继理其泻，必审症以治之（白术散，四苓散）。如吞酸恶食，一痛即泻，泻后即减者食也，伤于生冷也，俱以养胃汤、胃苓汤主之。如夏月暴注，忽然腹痛而泻者，暑也，以香薷饮主之。如挟热下痢，频下血水者，以香连丸加白术、茯苓、丹皮、神曲之类。若呕逆胀满，加二陈，如腹痛气浅，加木香、青皮。如肠鸣而不痛，乃气虚也，以补中益气汤主之。总之，妊娠泄泻都属于脾，脾实则水谷输化，气血调和，而病自无矣。脾虚则失于健运，三焦气化之机失于常度，上逆则吐，下注则泻，故

---

① 玉舍：疑为郁金之误。

治泻必以升阳益胃为主，渗湿佐之。盖胃为阳土，脾为阴土，未有土燥而患泻者，亦未有脾湿而不泻者，则凡为泻者，必先治脾，况脾为胎之母，健脾即所以安胎，治之之要。岂有外是哉（兆芝按）。

妊娠痢疾，产后多不治，必先固胃气为主，攻之则伤胃气，补之又碍积滞，故胎前痢疾，产后更剧而渐为不治者，有之。必先固胃气为主，以养胃汤合香连苓术主之。

凡白痢尚在气分，以木香先调其气。红痢则在营分，以黄连先清其营，总以安胎为君，如由白转红者，由气分以传营分，必然后重腹疼，为转剧也。如由红变白者，由营分以传气分，必势淡解稀，为转轻也。况妊人痢疾重于常人，常痢不止，必定半产，自产之后，七日以内尚可以治，如逾七日，下痢次多，正气必损，未有不脱也。且久痢伤肾，肾伤而胞络失所系矣，故治痢尤宜扶肾。余尝阅古人书，看今人病，惟于胎前产后，为又审也（兆芝按：止之不能补之，又能安令不脱）。

又一妊妇不宜太劳，亦不宜太逸。劳则恐伤其脾，逸处则长其胎，宜时常运动，则易产也。故六月、七月之交，服紫苏饮，七月、八月服束胎丸，九月后服达生散，其产自便。

薛立斋医按云：一妇每怒，即寒热头痛，肋胀腹满，呕吐少食，小便见血。予曰：寒热头痛，肝火上升也；肋腹胀痛，肝气郁也；呕吐少食，肝来侮脾也；小便见血，肝火下注也，以龙胆泻肝汤加柴胡、黄芩。

又云：一妇食后着怒，寒热呕吐，头痛腹胀，大便泄青，小便见血，用安胎止血而愈重。予曰：大便泄青者，饮食伤脾，而木又侮土也。小便见血者，肝火盛，血流于胞也，宜先服加味逍遥散，后服六君子汤，俱加栀、苏、枳、郁而愈。

第七篇　小产

荣养胎元，全赖胃气，一虚则气血亏损，胎失所养而堕，如枝枯则叶落，藤萎则花残，其症更甚于正产。盖正产者，瓜熟蒂落，小产则割断根蒂，损伤胎脏矣，宜预为调养。如其人向有此患，须二三月前预服补脾清火之药，方保无虞。若腰痛腹痛，急用安胎之品，至于临产与产后，俱与正产之治相同。

先期防堕，宜殿胎煎或用杜仲二两，同糯米一合，杜仲二两（炒断丝），加酒炒川断二两，山药煮和为丸（每朝服三钱）。

腰痛欲坠，急用补中汤，倍加知母保之；若元气弱而欲产者，急用八珍汤。

坠后调理，当先芎归汤；如恶寒身热，瘀滞不下，小腹迸痛，瘀未净也，宜芎归加怀膝、丹参。如腹不痛，瘀犹未清，宜芎、归、香附、元胡。如血虚发汗不止，宜当归补血汤。身热面赤，脉微，四君子汤加老姜。腹痛欲吐，此是胃虚，腹痛作泄，此是脾虚，俱宜六君子汤。其余各症照正产同治。

第八篇　临产

子在腹中，手上足下，临产则倒转，而顺生。如蜷曲侧卧，便不能转倒，致有横生逆产之害。故一遇腰酸腹痛，须令人扶掖运动，不可蜷曲。

胞水已破，痛阵已急，母手中指节跳动，其脉急指头，方是临盆之候。

若未破未急，虽有血下，只宜安胎，以养其神，不宜早破，以耗其血，俟其会正，方可用力，其产自便。若稳婆性急，必然生变（动手一早，为害甚大）。

腰痛既甚，或致神晕目花，急以炒五灵脂研末，童便冲服，即清。若昏迷若死，即以郁金五钱烧灰，调灌下一钱，立醒。

临产先放血水，久则血干，如船无水，名曰滤胞生，其产必难，宜大剂催生散。催生散二十两，而稳者少，惟芎归汤、鼠肾丸，亲试有效，其余则兔脑丸，则更灵矣。

横生者，儿手先下也，令母正卧，以手推儿之下体，使其头向下，又以中指摩肩背，理清脐带，即可以生。逆生儿足先出也，令母正卧，以手推儿足，使其转正则生，以上两症用蛇退二条，蝉退二十八个，胎发二丸烧灰，令母仰卧，酒服二钱，即可以生。

边生者，儿头偏在一边也，令母正卧，以手推正即可生矣。碍生者，儿转胞时，为脐带攀肩，不能下也，用中指按儿两肩，理脱脐带，其儿即生。坐产者，其母久坐衣褥，或侧身而卧，塞其出路也，急以巾带为悬，令母手攀之，转轻屈足良久，儿顺则生。

盘肠生者，产母肠先出也，急以温水洒在米筛盛之。若染尘垢，或着干物，即难收矣，急用蓖麻籽四十九粒，研烂，涂在母头顶，待肠收上，急先去之，或用通关散，吹鼻作嚏，立上。或用漆盘盛其肠，浓煎黄芪汤浸之，肠即收上。

子死腹中，看产母面色唇舌以决之，舌青舌黑，皆为危候，急以肉桂、麝香等分为末，后以鹿角磨冲，俟其死胎，骨暖而下，此方名沈金鳌先生法，此书未伩，须加牙皂尤灵，试之有效，即夺命丹也。

胞衣不下，先以小物押定脐带，勿令收上，冲心而死，又令人扶起产母，用竹筒烘暖从心赶至小腹，数次即下。如腹中胀痛者，流血入胞衣也，用夺命丹、失笑散，加西珀丸、脱衣散、黑神散，随症治之，或用鬼血为末，酒服一钱立下。腹不胀痛者，产母气虚也，保生无忧散，芎归加肉桂。

临产子死者，或因难产，或受寒气也，急用油纸烧火，往来熏其脐带，暖气入腹即活，切不可用刀断也。

第九篇　产后

妇人产后，古人以大补气血为主（但补其血不用黏腻之品），虽有他症，以末治之。盖新产之后，气血大虚，非补不能平复，故戒劳动，节饮食，少言语，迟梳头，禁暴怒。不论何病，皆宜调养气血，然后加对症药，如伤食，只宜健脾，不宜消克。伤寒，只宜和解，不宜汗下。中风，只宜养血，不宜用风药，即有寒热诸症，皆因脾胃虚损之故，内真寒而外假热也，方中用八珍汤、六君子汤、归脾汤、补中益气汤加姜、桂最当。盖百骸皆滋养于脾，脾旺自能摄血也。

产后血晕，死生呼吸，先以醋炭冲之，急以西珀末、芎归汤，冲童便服之，即清。产后玉门不闭，乃气虚不能摄也，宜大补汤加五味主之。若元气充实，而玉门不闭者，肝经湿热也，以逍遥散加牛膝、车前。

阴魁脱下，用石灰一升，炒热置桶内，煎防风、荆芥倾下，令产妇坐桶上，少温则近汤，三次即入。

产后子宫不收，以补中益气汤加醋炒白芍主之。

产后子宫肿痛，以益气为主，若损落一片，面黄体倦，发热盗汗，以十全大补汤主之。如朝期近，不可用补，则用当归、柴胡、升麻。

产后水道中垂出血线一条，此生产时，用力太过，痛引心腹，着手欲绝，绝则不可医矣，连服失笑散，急以老姜捣烂廿片，后以香油置于桶内，令稳婆轻轻盛起血线，曲作一团，纳水道中，用软绢兜裹，如未能即收，以热姜在血线上烘之，稍冷，再热再烘，一日夜可缩其半，再用前法，服芎归汤，全收而愈。

产后腹痛有二，若内有血块，手按愈痛者，儿枕痛也，以芎归汤，加怀膝、丹参。若恶露已净，腹虽痛而按之则软者，此虚痛也，宜四物汤加姜桂。寒热不止，须问恶露多少，若腹痛手不可按，瘀少发热者，瘀滞也，以芎归汤、黑仁散主之。若去血过多，后不痛，虽痛按之反减者，血气虚弱，脾胃亏损也，盖阴虚则发热，阳虚则恶寒，宜八珍汤主之。若面红肌热，大渴引饮，乃血虚发也，宜当归补血汤。若劳动太早，身发寒热，宜补中益气汤。脐下热，用熟地炭；自汗，宜逍遥散去柴胡。又有感冒而发热畏寒、头痛骨痛者，宜芎归加羌、防、荆芥。有伤食而发寒热，吐泻作酸者，宜四物加神曲、山楂。又有蒸乳而发寒热者，宜和其血，以调其气而热自退矣。总之，产后身热，以脉象之洪与不洪，舌苔之有与不有辨之，而身热之由可知矣。

产后伤食，若腹痛而吐酸，作呕欲泄者，此食未消也，宜二陈汤加神曲、山楂。若食既消而空痛，手按则减，更加头痛烦热口渴者，此中气伤也，宜补中汤。

产后发饱，若恶露未净者，血滞也，宜服活血药。若已尽者，寒气也，宜紫苏饮。

产后呕吐，若腹中有形胀痛者也，宜二陈散加化导药，如瘀未净，加行血药。若感寒用疏散药，若兼劳役，宜补中益气汤，若胃气虚寒，宜六君子汤加炮姜、木香，若厥逆吐泻腹痛者，急用理中汤。

产后咳嗽，多是胃气不足之故，盖土不能生金，而腠理不密，外感风寒，故咳嗽也，法宜壮土生金为主。

如血分虚者，芎、归、参、术主之；肺气伤者，四君子加川贝、杏仁；如阴火上冲，面赤口干内热者，补中汤参六味丸主之。如外感风寒，鼻息声重，流清涕者，加味参苏饮。如瘀血上冲而喘者，其症最危，急用芎归、牛膝、童便以达之，降则生，不降则死。

产后烦渴者，津液少也，宜养阴以生津，如川斛、麦冬、谷芽、茯苓。

产后汗出，若恶露未净，不可以补，以四物去川芎，加浮麦、红枣主之。如已净后气血俱虚，以八珍汤主之。若血虚而气不虚者，以逍遥散去柴胡。若汗出如雨者，以麦煎散、六黄汤主之。若半身出汗，以二陈汤合四物汤主之。

产后呃逆，以丁香、白蔻仁、伏龙肝以温其胃。

产后喘急，极是危症，若咳嗽痰口大作者，痰犯肺经也，豁其痰而喘自定，以旋覆汤主之。至于不嗽而喘，乃肺为火迫，其症尤危，以二陈汤合沉香治之。

产后中风，或口眼歪斜，手足牵引，或筋惕肉𥆧，皆是气血两虚，不能荣养筋也，以十全大补汤加荆防。

若唇青汗出，急用参附。若败血入经，手足瘫痪者，宜二陈汤合四物汤加桔梗、姜汁，并活血药治之。

产后发痉，牙关紧闭，四肢强直，腰背反张，手足搐搦，有汗为柔痉，无汗为刚痉，乃去血过多，筋无所养，元气亏损故也，与伤寒汗下太过而成者相似，宜十全大补汤主治，再加炮姜、附子。

昔薛立斋治一人，用浓煎参附而愈，若误用风药，十无一生。

产后疟疾者，脾胃虚也，以养胃汤主之。如外邪，多用藿香正气丸。如劳役所伤，用补中汤；气血虚弱，用十全大补汤加姜、柴。如中气虚寒，用六君子汤加姜、桂，若恶露未清，少入行血药。若兼泻，倍加人参、冬术、茯苓。若饮食停滞，以六君子加消导。

产后腹胀有三：恶露未净，发肿者，瘀血也，以行血加补脾为主。如去瘀多而发肿者，脾虚也，以大补脾胃为主。如饮食过多，发肿者，伤食也，以消食扶脾为主。

凡上体肿，属风，宜发散。下体与四肢肿，属湿，宜四苓散。如左足肿痛，属湿热，宜当归拈痛汤。若泄泻，宜六君子汤加木香。

产后麻木，乃血虚之症，即有腹痛，亦属空痛，宜大补气血，以八珍汤治之。

产后惊悸，精神恍惚，夜卧不安，乃心血不足也，宜归脾汤治之。

产后不寐，心营内亏也，以大补心血为主。

薛氏曰：早吐痰者，脾气虚也；夜发热者，肝血虚也，昼夜不寐者，阴血耗也。宜归脾汤、六君子汤互用。

产后癫狂有二：如血迷心窍，目不识人，急用琥珀丸，兼行血之品。若悲思郁结，怒气上冲，则心血空虚，神无所依，因而生痰，使人惊烦狂乱，悲欢无定，以归脾汤加贝母、辰砂，清魂散亦效。

产后见鬼，乃脾血少也，但补气则痰化而神自安。若败血入心或邪气入心，如见鬼祟在，以神辰二钱，乳汁冲服。

产后不语，其症不同。若恶露未净，血迷心者，以八珍散、清魂散主之。若去血过多，心无所养，痰即从而客之者，先用四物汤合二陈汤，若着风而不语者，小续命汤，加姜汁或以童便少许。若晡热体倦，不思饮食，以归脾汤主治。

产后内伤，或负重，或跌蹼①，攻补两难，宜四物汤治之。

产后头痛，以川芎茶调散治之。若背边恶寒而痛，眉棱重滞者，皆气虚而风邪乘之也。

产后目赤肿痛，此肝火与风火相抟也，宜熄肝以疏风。

产后耳忽聋，目忽不见者，气血虚也，十全大补汤治之。

产后暴溢血出者，名曰血气冲心，以元胡散治之。

产后衄血，乃肺胃挟热也，宜先清其上，宜清肺散、添血散。

产后舌出不收，乃血虚络热也，以辰砂末涂于舌上，暗掷金石作声，遇惊则收，再用清络饮。

产后心痛欲死，乃营亏气滞，肝郁互乘也，宜郁金、金灰加枳实、蒌皮。

产后胁腹迸痛，乃败血流入肝脾二经也，以小柴胡汤加枳壳、青皮、木香主之。

产后腰痛，连及少腹者，瘀血也，四物乌附汤主之。

若定在一处者，此血瘀也，宜活血以通络。若攻痛不定者，气痛也，四物汤合二陈汤加香附主之。若去血过多，而手按则减者，虚也，十全大补汤加杜仲治之。

又一产后，骨节痛，不能转侧者，乃血虚不能荣筋也，以八珍汤加生地主之，若大骱流痛，不便伸缩，必是败血流筋，结聚不散所致，宜消瘀以舒筋。

产后小腹甚痛，脉洪数者，乃瘀积化毒血溃为脓也，产后多有之。医者不察，用破血行气之药，不效，急以四物汤加桃仁、

---

① 蹼：疑作"仆"。

红花下之，薏苡仁汤亦可。若腹胀大，侧转有声，或脓从脐出，或从大便出者，宜太乙膏、托里散。

妇新产子宫必伤，若交合太早，则淫火流入子宫，小腹必痛，夜重昼轻，烦躁脉数。有认为瘀血者，有认为血虚者，服药而腹痛愈甚，不知此症治法，只宜通其气，以清其热，更和其伤，以当归、白芍、丹皮、刘寄奴、牛膝、通草、知母、黄柏之类，不可用补，亦不可用散热行血。

产后小便不通，以四物汤去地黄，加赤苓、木通。

产后小便不禁，悉本于虚，宜归芍丸加桑螵蛸，若阳虚不禁，宜补中汤，阴虚不禁，六味丸，虚寒用八味。

产后小便尿血，或如鸡肝者，瘀血流入小肠，闭塞水道也，宜理小便，兼清瘀血。

产后血崩最为危症，以十灰散止之。如血虚神晕，因去瘀过多，则安神以止血。如宿瘀未清，小腹胀满，宜失笑散。若小腹虚痞，宜芎劳汤。如肝血妄行，用逍遥散。脾不摄血，宜补中汤。

产后大便不通，乃去血过多，大肠干涸，或血虚火燥所致，宜油当归合五仁丸。如便秘而食不减，腹不满，听之渐敛，必腹中胀满，欲去不能。可用内法润之。如润之不效，又用密条通之，不得已，可暂用玉烛散。不然大虚之后，又寒伤其元气，安望其通，医者宜弥畅子。

产后泄泻，或饮食所伤，或脾虚不能运化，俱以六君子汤。因其脾气灼可耳。须问所伤何食，如谷食，可加神曲、枳实；面食，加焦麦芽；肉食，加山楂；呕吐，加厚朴、陈皮。小水不利，用胃苓汤。若泄久元气下陷，宜补中汤。若肝木侮脾，宜六君子汤加炮姜、柴胡。若火衰土寒，宜八味丸。大率产后最忌分利，以虚其虚也。

又薛立斋治一产妇，泄泻年余，形体骨立，晡热盗汗，口舌糜烂，日吐痰三四碗，脉洪而无力，以八味丸、补中汤合服而愈。若用消痰药则误矣。

产后痢疾，其症必重，气虚下陷所致，补之则内有积瘀，攻之又犯重虚，先宜调血以理气。

凡产后痢疾必自胎前而来，痢久损胎，其胎相逼而下，内亏极矣，七日之内，或可以治，非可补也，亦非可攻也，只宜调和，更以升阳益胃为法。如七日余，昼夜次多，必然粪门不闭，虚脱之变，在旦夕间，然尤当审其脉也。如脉细附骨，有胃气在则吉。若虚数洪大，无胃气在必然不治。若红痢则先调其血，继益其胃。白痢则先调其气，继健其脾。身热则入紫苏饮；腹痛则加顺气散，后重则用枳壳木，以利其气。治之之要，不外乎此（芝按）。

产后便血，乃元气下陷之故，以补中益气汤治之。

如血虚者，用四物汤；气虚者，用六君子汤；气血两虚者，用八珍汤加参、柴。胃弱者，用二陈汤加术、苓；胃寒者，宜补枳、肉蔻、法夏、干姜之类。膏粱积热者，宜清胃散。醇酒湿毒者，用葛花解醒汤。郁怒伤肝者，用六君子加芎、归、柴、芍；郁结伤脾者，宜归脾汤。思虑伤脾者，用妙香散。大肠风热者，用四物加防风；大肠血热者，四物加芩、连。

第十篇　乳病

乳房属胃，乳头属肝。人为忿怒所逆，郁闷所遏，厚味所酿，则肝气不通，胃热腾沸，其症开列于后。

坚硬成块者，名乳癖，用半夏三粒，葱白一枝，和丸塞鼻，乳用阳和解瘀膏，方用红花当归散兼开郁治之。

经络郁热，积久成毒，忽然肿大者，名曰乳痈，宜瓜蒌散、马鞭草散，加川郁、椿皮、红花、当归。

弥陷而凹如山岩者，名乳岩，男人亦有之，悉本肝气挟痰所致，初起不痛不痒，受病最久，不宜溃也，初起宜服流气饮，亦用阳和膏贴之。若五心烦热，体虚倦怠，服归脾汤、逍遥散，不可以攻。

产后蒸乳，多发寒热，必乳房胀满，以通草汤、涌泉散治之。只须以针拨其乳头房孔不通之处，挪去宿乳而愈。

又有小儿嗜乳者，多不能吃清，遂致宿乳停滞化为黄水，乳房肿胀积久成脓，是名妬乳，宜活血以理气。

乳汁不通，结核作痛，或小儿吹乳胀痛，宜活血以舒郁。

产后无乳，气血虚也，以玉露饮治之。

不论乳疖、乳岩、吹乳，俱用活血通络、行气散郁之品，或以葱白捣烂涂之，又以油木梳梳其乳，或以生芝麻研末敷之，或以白石三钱酒冲热服。

产后乳汁漏出，亦气血虚也，以大补汤治之。

无儿饮乳，乳房胀满，身发寒热，用麦芽二两炒熟煎服，立消，外用芎归汤。

产后两乳伸长，细少垂下，直过小腹，痛不可忍，名曰乳悬。以芎归各八两，水煎浓汁，时时温服，又以芎归烧烟入鼻，兼熏着乳头，连用三次，乳收上也。若不复，以蓖麻子一粒，水磨涂于头顶心，片时洗去即安。

第十一篇　妇人诸病补余

鬼气为病，其状不形见人，独言独笑，或泣或歌，脉来乍有乍无，忽大忽小，而颜色不变，此由脏腑久虚，故神不守舍而鬼气入之也，宜用茯神散，外烧辟邪丹，并灸鬼奖穴（以两手大拇指相并，用线扎紧，当合缝处，米肉半甲中间，艾火灸七壮）。

妇人阴肿，乃胞络虚而风邪客之也，用朴硝、白矾、五倍、葱白、小麦等分，煎汤洗之。若肝经湿热，服龙胆泻肝汤。若气血虚弱，用补中益气汤。

妇人阴痒，乃肝脾郁结之症，虫蚀阴户也，以百部煎汤洗之，或用野菊花全枝，煎汤洗之或煅人中白，加冰片少许，研细吹入。或用猪肝切片，掺药在上，纳入阴户，少停即换新者，其虫尽入肝内，三次必愈。又方用理湿杀虫之剂。

妇人阴内时痒，时痛，不时出水，倦怠少食，以归脾汤加丹皮、山栀治之。

妇人阴中生痒，以杏仁、雄黄、枯矾等分为末，加麝香、冰片，掺入户中，内服龙胆草汤。

妇人阴中突出如菌，四边肿痛，小腹重坠，乃肝火炽而脾气虚也，先用补中汤加白苓、山栀，以理脾气。外用猪脂和蓣藜末敷之。重用龙胆汤加西珀。

妇人阴中挺出一条，闷痛淋漓，小便滞涩，乃湿热病也，宜服龙胆泻肝汤，后服补中益气汤。

妇人每交合即出血，作痛，此肝火伤脾也，宜归脾汤。

妇人小便或遗溺，或不利，日晡益甚，此肝热下注，水道气阻也，以六味丸加黄柏、山栀、海金砂主之（不必分利）。

妇人无故悲啼，乃心营内亏，胞络挟热也，宜泻心汤。

妇人苦于多子，如断经绝产，只须产后第三日，服半母绝经汤，或三日内用螺蛳七个，泡汤服。或用蚕蛾子纸烧灰为末，酒下三钱，一生不孕。或剪有印纸，烧灰水服一钱，或以凌霄花为末，每朝酒服一钱，服至一两，十年不孕也。或用木耳炒焦研末，陈酒冲服。